Manuel portatif

DES

EAUX MINÉRALES

Les plus employées en boisson.

Par JULIA - FONTENELLE.

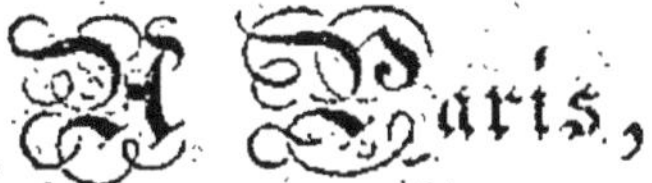

À Paris,

CHEZ FRANÇOIS GUITEL, LIBRAIRE,

Rue J. J. Rousseau, N°. 5.

Et à son Grand Entrepôt d'Eaux Minérales, n°. 12.

MANUEL PORTATIF

DES

EAUX MINÉRALES.

DE L'IMPRIMERIE DE RICHOMME,

RUE SAINT-JACQUES, N°. 67.

SE TROUVE

Chez M. CREVOT, Libraire, rue de l'Ecole de Médecine, n°. 3.

MANUEL PORTATIF

DES

EAUX MINÉRALES

Les plus employées en boisson.

Par E. JULIA - FONTENELLE,

Professeur de Chimie médicale ; Commissaire-examinateur de la Marine pour le service de santé; Membre honoraire de la Société royale de Varsovie ; Associé de l'Académie royale de Médecine et de celle des Sciences naturelles de Barcelone ; des Sociétés royales des Antiquaires, académique des Sciences, de Chimie Médicale, de Pharmacie, et médicale d'émulation de Paris ; des Académies royales des Sciences de Lyon, de Rouen, etc.

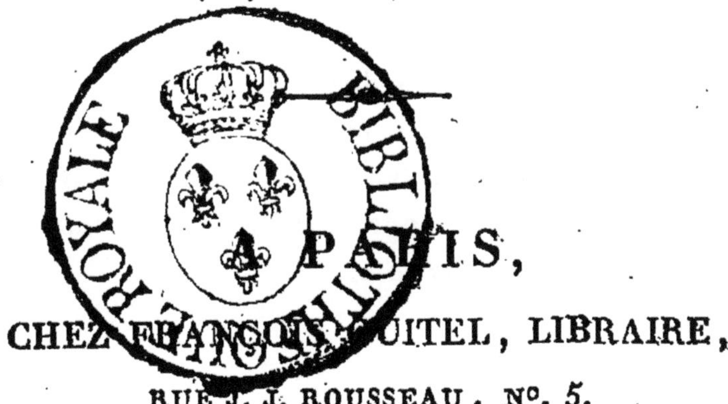

PARIS,

CHEZ FRANÇOIS LOUITEL, LIBRAIRE,

RUE J. J. ROUSSEAU, N°. 5.

Et à son Dépôt d'Eaux minérales, n°. 12.

1825.

Bien des Auteurs offrent leurs ouvrages

AU POUVOIR;

D'autres en font hommage

A LA FORTUNE;

Moi, je dédie cet Opuscule

A MON AMI

C. DESALLEURS fils;

Docteur en médecine et médecin de la Société de Charité maternelle de Rouen; membre de l'Académie royale des Sciences, et secrétaire de la Société de Médecine de la même ville; de la Société royale académique des Sciences de Paris, etc.

I *

INTRODUCTION.

LES eaux minérales ont été regardées, par les médecins de tous les âges, comme un des plus puissans secours que la nature offre à l'art de guérir. Aussi, de temps immémorial, s'est-on attaché à leur examen.

Le peu de progrès que fit cette branche intéressante de la thérapeutique, relativement à la connaissance de leurs principes constituans, ne doit être attribué qu'aux faibles ressources qu'offrait alors la chimie. Ce ne fut que vers la fin du dix-septième siècle, que *Boyle* et *Duclos* firent plusieurs tentatives heureuses

pour découvrir leurs principes minéralisateurs.

Plusieurs autres chimistes, tels que *Hierne, Hoffman, Margraaff, Ve-nel, Boulduc, Régis, Rouelle, Geoffroy, Bayen, Black, Bergmann*, contri-buèrent beaucoup à reculer les bornes de cette science ; Black surtout, par la découverte de l'acide carbonique, et Bergmann par sa dissertation sur les eaux minérales, publiée en 1778. Quels que soient cependant les services qu'ils aient rendus à la chimie, la connaissance des principes constituans des eaux minérales était réservée à ce siècle, à jamais célèbre par les grands hommes qu'il a produits, et par la naissance de la chimie pneumatique. C'est en effet de cette époque que datent les travaux de *Klaproth, Schéèle, Kirwan, Gioanetti, Fourcroy , Vauquelin , Thénard , Gay - Lussac , Long - Champ*, etc. ; depuis ce temps, dis-je, il est fort peu de chimistes qui ne se soient livrés à l'examen de quelque source minérale, aussi la médecine a-t-elle acquis dans la connaissance de leurs principes minéralisateurs, celle de leur application raisonnée dans les diverses affections morbifiques. Nous sommes cependant forcés de convenir que, quels que soient les talens de ces divers chimistes, et la précision de leurs travaux et de leurs instrumens, il existe dans les eaux, comme dans l'air, un *je ne sais quoi*, qui s'est jusqu'à présent dérobé à

toutes leurs recherches. (1) Ce qu'
prouve en faveur de cette assertion,
c'est que les eaux minérales factices,
malgré les talens des chimistes
qui ont analysé les eaux qu'on
imite, et de l'aveu des médecins les
plus instruits, ne produisent jamais
de si bons effets. Un grand nombre
d'eaux minérales ont été analysées;
et cependant, si l'on examine attentivement les résultats de ces analyses,
on verra qu'un grand nombre sont
fausses, attendu qu'on y trouve l'existence simultanée de plusieurs sels
qui se décomposent mutuellement.
Cela tient à l'inexpérience, ou bien

---

(1) Voyez ma Dissertation sur les Eaux minérales de Rennes, et mon ouvrage sur l'air marécageux.

au défaut de connaissances de certains pharmaciens, soi-disant chimistes, qui, ainsi que l'a dit fort spirituellement un journal, sont chimistes comme M. Gleizes. Il est aisé de voir qu'une eau minérale, imitée d'après des analyses fausses, ne saurait jamais présenter les mêmes principes, ni avoir les mêmes propriétés médicales qu'une eau naturelle. Ce qui donne une nouvelle preuve de cette vérité, c'est que, malgré les talens de MM. Longchamp et Berthier, M. Vauquelin vient de découvrir une matière verte grasse dans l'eau de Vichy. Tous les élémens en sont si compliqués, et sa nature est tellement fugace, que ce serait une vaine tentative que de vouloir en imiter la combinaison. Aussi M. Vauquelin

est-il bien éloigné d'accorder, ce q[ue]
quelques chimistes prétendent, qu[e]
l'art de fabriquer les eaux minérales
est devenu un émule parfait de la
nature. (1) L'opinion d'un si habile
chimiste est certes d'un trop grand
poids, pour que nous ne nous fas-
sions pas un devoir de l'adopter. Une
nouvelle incertitude existe sur l'analyse des eaux minérales sulfureuses ;
l'acide hydro-sulfurique y existe-
t-il le plus souvent libre et à l'état
d'hydro-sulfate calcaire, et le dégagement de l'hydrogène sulfuré est-il
le produit de l'action du gaz acide
carbonique sur l'hydro-sulfate cal-

---

(1) Analyse des travaux de l'Académie royale
des Sciences, pendant l'année 1824, par M. le
baron Cuvier.

caire? M. Vauquelin a démontré que dans le vide, l'acide hydro-sulfurique ne décomposait pas le carbonate de chaux dissous par un excès d'acide. D'un autre côté, M. Henri fils vient d'annoncer (1) qu'en chauffant un hydro-sulfate de chaux, de soude ou de magnésie, etc. avec de l'eau chargée de beaucoup d'acide carbonique, il se dégage une grande proportion d'hydrogène sulfuré, et de plus qu'il se forme en même temps une quantité de carbonate en rapport avec l'acide éliminé. Le même effet a lieu dans le vide, et la décomposition continue et ne s'arrête que lorsqu'il ne reste plus dans la liqueur qu'une petite proportion d'acide

______

(1) Journal de Chimie médicale, juillet 1825.

carbonique ; l'action se reproduit
si l'on ajoute une nouvelle portion
d'acide. Il serait donc évident qu'en
évaporant une eau sulfureuse, et
chargée d'acide carbonique, on opère
la décomposition d'un hydro-sulfate de chaux ou de soude, que l'on
convertit en carbonates calcaire ou
de soude, qu'on admet ensuite comme
principes minéralisateurs, au lieu des
hydro-sulfates de chaux et de soude.
Je ne prétends point cependant sou-
tenir que les eaux minérales artifi-
cielles n'offrent des avantages réels
à la médecine, principalement celles
qui sont de nature sulfureuse et
qu'on administre en bains ; mais je
pense, avec presque tous les médecins, qu'elles sont bien loin de pos-
séder toutes les propriétés des eaux

naturelles. Malheureusement les sources d'eaux minérales sont disséminées sur la surface du globe, à de plus ou moins grandes distances du séjour des hommes, et souvent même inaccessibles; il semble que la nature ait voulu nous prouver ainsi la juste répartition de ses bienfaits. C'est cette difficulté de se rendre aux lieux où sourdent les diverses eaux minérales, surtout dans les saisons froides, qui fit naître à quelques personnes l'heureuse idée d'établir dans la capitale des dépôts de ces mêmes eaux. Ce fut un véritable service rendu à l'art de guérir, car les malades peuvent puiser dans ces dépôts, à toutes les époques de l'année et aussi long-temps qu'ils le désirent, sous les yeux de leur médecin, les eaux qu'il leur a conseillées, et les changer ou les modifier suivant leur action. En général, les malades ne prennent pas les eaux minérales, ni ne restent pas aussi long-temps aux bains que leur maladie l'exige, ou bien on n'en fait usage que plusieurs années après qu'ils ont été atteints de leurs infirmités; de là vient qu'elles ne produisent pas toujours l'effet désiré :

Principiis obsta, serò medicina paratur,
Cùm mala per longas invaluere moras (1).

Les propriétés médicinales du plus grand nombre d'eaux minérales, n'ont pas été bien étudiées; le temps et l'observation ont confirmé celles dont la médecine s'est emparée.

______

(1) Ovide, *Sententiæ.*

Mais comme les personnes qui en font usage, n'ont le plus souvent que des données vagues, je dirai même empyriques sur celles qu'ils se proposent de prendre, j'ai cru devoir tracer pour elles un précis chimique et médical sur les eaux minérales les plus employées en France, afin de leur servir de guide. J'ai prié pour cela M. GUITEL de me donner connaissance des diverses eaux minérales françaises et étrangères de son dépôt, en m'indiquant celles qui étaient le plus usitées. (1)

____

(1) Le dépôt des Eaux minérales françaises et étrangères de M. GUITEL est établi rue J.J.Rousseau, n°. 12. Il est sous l'inspection de MM. les Docteurs en médecine. Pour éviter jusqu'au soupçon de fraude, il communique aux personnes qui le désirent, les certificats de puisement des eaux à leur source, et les pièces qui constatent leur arrivée à son établissement. Toutes celles que j'exa-

Je n'ai point eu la prétention de faire un ouvrage classique sur les eaux minérales, encore moins de rivaliser avec MM. *Carrere*, *Bouillon-Lagrange* et *Patissier*; j'avoue même, avec franchise, que je leur ai fait de nombreux emprunts, ainsi qu'à plusieurs auteurs bien connus.

Il n'est guères possible de faire autrement, lorsqu'on traite de pareils sujets; au reste, je n'attache aucune prétention à cet ouvrage; il n'a point pour but de reculer les bornes des connaissances chimiques sur les eaux minérales, mais seulement de servir de guide à ceux qui, placés loin des sources de ces eaux, veulent en faire un usage raisonné.

---

mine dans ce travail se trouvent à son dépôt, ainsi qu'un grand nombre d'autres dont je n'ai pas cru devoir m'occuper.

MANUEL PORTATIF

DES

EAUX MINÉRALES.

EAU DE BALARUC.

Les eaux minérales de Balaruc sourdent dans le village de ce nom, situé à environ trois lieues et demie au sud de Montpellier, et à une lieue et demie E. N. E. de Cette. On trouve une ramification de cette source dans l'étang de Thau, près duquel est bâti ce village. Les eaux de Balaruc sont connues dès la plus haute antiquité; lorsque les Romains s'emparèrent des Gaules et qu'ils bâtirent *Castrum-Mésué*, sur les ruines duquel est fondé Mèze, ils formèrent un vaste établissement près de cette source.

Propriétés physiques. L'eau de Balaruc est très-claire, un peu onctueuse au toucher, d'une odeur qui tient un peu de celle de la mer, mais qui n'est nullement sulfureuse, comme l'avance M. Patissier; elle a une saveur salée, accompagnée d'une légère amertume ; sa température, d'après *Pouzaire*, est à 37 R., l'atmosphère étant à 20, et suivant *Figuier*, à 38 R., ou bien à 47, 5 c°., au lieu de 50 à 51 annoncés par M. Alibert. Je l'ai trouvée au même degré de M. Figuier, pendant les trois fois que je l'ai examinée à des époques différentes. Son poids spécifique, celui de l'eau distillée étant à 9 R. ∵ 1000 : 1023. A sa source, elle laisse dégager des bulles de gaz acide carbonique.

Propriétés chimiques. Plusieurs chimistes, tels que MM. *Duclos, Dortoman, Regis, Leroy, Virenque, Brongniard* et

Saint-Pierre, se sont livrés à diverses expériences pour reconnaître la nature des principes constituans de cette eau ; l'analyse qui est la plus connue est celle de feu M. Figuier, professeur de chimie à l'école de pharmacie de Montpellier. D'après lui,

6 kilog. d'eau de Balaruc contiennent :

Acide carbonique.	36 pouces cubes.	
Hydrochlorate de Soude . .	45 gr.	o5
——— de magnésie.	8	25
——— de chaux. . .	5	45
Carbonate de chaux.	7	
——— de magnésie . . .	o	55
Sulfate de chaux	4	20
Fer, quantité impondérable.		
	70 gr.	5o

M. Saint-Pierre, dans son travail, a annoncé qu'il se dégageait de la source, du gaz azote. Le dépôt, formé par ces eaux, a été également analysé par M. Fi-

guier; il l'a trouvé composé, sur 100 parties, de

Carbonate de chaux. . . . . . . :   1   40
—— de fer. . . . .   o   66
—— de magnésie. . . .   o   27
Sulfate de chaux. . . . .   o   78
Hydrochlorate de soude . . .   o   06
Sable siliceux.   1   80
Perte. . . . . .   o   03

Propriétés médicinales. La source de ces eaux est abondante ; elle alimente quatre bains connus sous les nom de Bains de la Source, Bains de l'Hôpital, Bains de la Cuve et Bains de Vapeur. Un grand nombre de médecins ont attesté, dans leurs ouvrages, les vertus médicinales des eaux de Balaruc : nous nous borne-rons à citer MM. *Lamure, Chirac, Fou-quet, Baumes* et *Barthe,* professeurs de l'école de médecine de Montpellier, ainsi que MM. les docteurs *Valentin, Four-nier, Py, Chrestien, Leroy, Arnal, Serrier,*

Olivier, *Pouzaire*, *Seneaux* fils, etc. Un jeune médecin de Cette, qui donne les plus belles espérances, M. le docteur *Daniel*, se propose de publier bientôt un traité sur ces eaux, qui ne peut manquer d'offrir le plus grand intérêt.

Ces eaux s'administrent en bains, en injections, en douches et en boisson. Elles sont regardées comme apéritives, purgatives, toniques, et propres à combattre toutes les maladies qui ont pour cause l'atonie et le relâchement.

En bains. Elles produisent de bons effets dans les rhumatismes chroniques et les paralysies récentes, qui ne sont précédées d'aucune affection cérébrale ; elles sont aussi un très-bon détersif contre les affections psoriques invétérées, et celles du tissu cellulaire, des muscles et des tendons. Comme la température de ces eaux est très-forte, lorsqu'on s'aperçoit que le pouls du malade est fréquent et élevé, et que la sueur du visage est forte, pour éviter tout accident, on le fait sortir du bain. La plupart des malades le laissent refroidir jusqu'à ce que la température soit réduite à 3o R. ; d'autres y ajoutent de l'eau froide, ce qui diminue les vertus de ces eaux.

En *douches*. Elles conviennent dans les douleurs rhumatismales, la sciatique, la surdité commençante, la céphalagie, reconnaissant pour cause la suppression de la transpiration du cuir chevelu, et dans quelques aliénations mentales, surtout si elles sont suivies d'une atonie générale ; elles sont nuisibles dans l'éréthisme et la mobilité nerveuse. La durée de la douche ne doit jamais être de plus d'un quart d'heure ; au-delà elle serait dangereuse, surtout lorsqu'on la dirige sur la tête.

En *boisson*. Ces eaux sont très-employées contre les pâles couleurs, les

fleurs blanches, les suppressions menstruelles, les engorgemens récens des viscères abdominaux, le manque d'appétit,
la paralysie, les vomissemens muqueux
qui sont produits par l'atonie et le relâchement, ainsi que dans les convulsions
tétaniques et surtout comme stomachiques, toniques et purgatives.

Mode d'administration. Lorsqu'on
veut faire usage des eaux de Balaruc,
comme apéritives, toniques, ou contre
l'une des maladies précitées, l'on doit en
boire tous les matins d'une pinte à une
pinte et demie, un verre tous les quarts
d'heure, ou toutes les demi-heures, suivant qu'elles passent plus ou moins bien.
Si la poitrine est délicate ou que l'estomac soit irrité, on doit en suspendre l'u-
sage; hors de ce cas, il doit être continué
pendant quelque temps. Si on les emploie
comme purgatives, la dose doit être de
trois pintes, à boire dans toute la matinée.

Quelques personnes ajoutent, au premier verre, une demi-once de sulfate de magnésie (sel d'Epsum) ou de sulfate de soude (sel de Glaubert.) Comme ces eaux sont très-chaudes à leur source, plusieurs médecins recommandent de déboucher les bouteilles, avant de les boire, et de les tenir plongées dans une eau chauffée à 50 c°., afin de porter leur température à 35. On les assujétit dans le vase, qui contient l'eau chaude, au moyen d'un peu de foin.

Quoiqu'on puisse faire usage de ces eaux dans toutes les saisons, les plus favorables cependant sont le printemps et l'automne.

Inspecteur, M. le docteur VINCENT.

En survivance, M. NICOLAS.

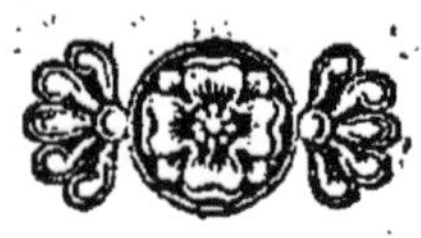

EAU DE BARÈGES.

Barèges est un village situé dans la vallée du même nom, dans le département des Hautes-Pyrénées, à 4 lieues de Bagnères et à 210 de Paris. Les eaux minérales qui y sourdent sont connues de temps immémorial. *César* et *Sertorius*, qui les fréquentèrent, y élevèrent des monumens dignes de la grandeur romaine. *Marguerite*, reine de Navarre et sœur de François Ier., *Henri IV*, madame *de Maintenon* et le *duc du Maine*, *Michel Montaigne*, etc., y trouvèrent un remède à leurs maux.

On distingue, à Barèges, trois sources qu'on désigne par les noms de chaude, tempérée, et tiède. On trouve, en outre,

au pied de la côte méridionale qui ferme
là vallée, six sources qui alimentent les
cinq bains suivans :

1°. Le bain d'entrée, qui fournit à quatre
cuves; 2°. le grand bain ou bain royal,
qui fournit à deux; 3°. le bain du fond;
4°. le bain Polard; 5°. le bain de la chapelle ou la grotte, qui fournissent chacune
à une. Ces mêmes sources suffisent à
deux douches, à une fontaine où les buveurs prennent ces eaux, et à deux bassins pouvant contenir chacun quatorze
malades.

Propriétés physiques. Les eaux de Barèges sont claires et limpides; elles ré-
pandent cette odeur d'œufs couvis qui
caractérise les eaux hydro-sulfuriques;
leur saveur est douceâtre et presque nauséabonde; il se forme, à leur surface,
une pellicule qui rend leur aspect onc-
tueux. Elles déposent, au fond des bassins, une matière glaireuse de nature sul-

fureuse, calcaire et végéto-animale. Suivant M. Lomet, la température du

Bain Royal.   +   25 R.
Bain de la Chapelle. 26.
Bain du fond.   30
Bain de Polard.   29 , 5.

Les deux bassins l'un 28 et l'autre 29. Cette température, ainsi que celle de diverses sources qui, suivant M. Borgella, est de 25 à 36°. R., diminue sensiblement pendant le printemps et jusqu'après le solstice d'été, à cause de l'infiltration des eaux provenant de la fonte des neiges.

Analyse chimique. Il serait à désirer, dit M. Alibert, qu'un de nos célèbres chimistes pût s'occuper de l'analyse des eaux de Barèges, car les travaux entrepris, jusqu'à ce jour, manquent d'exactitude.

En effet, MM. Campmartin, Montant, Lemonnier et Thierry ne nous ont donné que des aperçus d'analyse peu concluans ; celle que M. Poumier en a faîte postérieurement, laisse beaucoup à désirer. Suivant ce médecin, 40 livres 13 onces 5 gros 55 grains de l'eau royale sont composées de

Hydrochlorate de soude.....	0 gros	11 grains.
——— de magnésie..	0	10
Sulfate de chaux.	0	42
— de magnésie.	0	26
Carbonate de chaux.	0	18
Soufre.	0	3
Silice	0	4
Matière végéto-animale, quantité inappréciable.		
Perte	0	4

1 gros 46 gr.

Il est aisé de voir l'imperfection de ce travail. Le soufre, à coup sûr, n'existe point dans ces eaux seul ; il y est acidifié par l'hydrogène, comme son odeur l'annonce, ainsi que par la propriété dont elles jouissent, de perdre leur odeur, leur goût et la plupart de leurs vertus médicales, en les exposant à une douce chaleur ou au contact de l'air qui favorise le dégagement de l'hydrogène sulfuré qu'elles contiennent. Un essai d'analyse que j'en ai fait m'y a démontré l'acide hydro-sulfurique et l'acide carbonique, mais point d'iode, quoique M. Cantu dise' en avoir trouvé dans la plupart des eaux sulfureuses du Piémont. Quant à la quantité de sulfate de chaux, elle me paraît bien forte; je suis porté à croire que ce sel est en partie de l'hydro-sulfate calcaire.

Propriétés médicinales. Il est fort peu d'eaux minérales, en France, qui jouissent d'une aussi grande réputation que celles de Barèges. Non-seulement on y accourt de diverses provinces de la France, mais les nations étrangères y sont attirées par leur célébrité. Parmi les médecins qui ont écrit pour préconiser leurs bons effets, on compte *Bordeu*, *Desault*,

Labaig, Thierry, Coussiltz, Lemonnier, de *Secondat, Castelberd, Campmartin, Pou-mier*, etc. Le premier de ces médecins, surtout, a fait une très-longue étude de de leurs propriétés médicales, et son ouvrage sur ces eaux est, pour ainsi dire, classique. D'après ses recherches et celles des médecins précités, les eaux de Barèges sont en général apéritives, diurétiques, détersives, fondantes et sudorifiques; on en fait usage en bains, douches, injections et boisson.

En *Bains*. Elles sont employées, avec le plus grand succès, contre les maladies de la peau, principalement contre les dartes et la gale, les varices extérieures, les vieux ulcères, les engorgemens des articulations, les ankiloses, les rhumatismes, les desséchemens, les contractures des membres, la consomption dorsale, dépendante de la masturbation, ou des scrophules, contre cette dernière af-

fection morbifique et la phthisie. Elles opèrent de grands effets dans le traitement
des maladies vénériennes, en secondant,
suivant les observations de Bordeu, l'action du mercure, rendant les suites
moins fâcheuses, et ses effets plus certains. Mais une des vertus des eaux de
Barèges, auxquelles aucune autre eau
minérale ne saurait être comparée, c'est
pour le traitement des plaies d'armes à
feu. On n'exagère point, dit M. Patissier,
en disant qu'on s'est chauffé plusieurs fois
avec les béquilles que les malades y ont
laissées. Dans ces cas, ces eaux non-seulement hâtent la cicatrisation des ulcères
de nature fistuleuse, mais produisent la
sortie des corps étrangers qui se trouvent dans les tissus musculaires.

En *douches* et *injections*. Contre les
ankiloses et les engorgemens divers, pour
consolider les fractures et donner plus
de force et de souplesse aux membres

fracturés ; en injections contre les fleurs blanches et les squirrhes récens du col de l'utérus ; on les donne aussi en lavemens, pour combattre les diarrhées chroniques et les ulcères du rectum et du colon, qui ne sont pas de nature syphillitique.

En *boisson*. On fait maintenant un très-grand usage des eaux minérales de Barèges, en boisson ; presque tous les malades qui vont à ces bains, les boivent également. Quant à ceux qui ne peuvent s'y transporter, lorsqu'ils prennent ces bains factices, nous leur conseillons l'usage de ces eaux naturelles, en même temps. Les principales vertus qu'elles possèdent, en boisson, c'est de produire de bons effets contre les scrophules, la chlorose, le rachitis, certaines affections vaporeuses, l'abus des préparations mercurielles, les maladies de poitrine, les vomissemens muqueux, les digestions pénibles, les engorgemens lymphatiques des glandes du cou et des aisselles, les obstructions abdominales, les catarrhes chroniques des voies urinaires, les maladies de la peau, etc., etc.

Administration. On doit en faire un usage continu. La dose doit être de trois à cinq verres à prendre dans la matinée ; on s'habitue insensiblement à leur goût et à leur odeur. Quelques personnes les coupent avec un peu de lait. On peut les boire dans toutes les saisons : mais pour les bains, on doit choisir le printemps, l'été et l'automne.

Médecin de l'Hôpital militaire, et inspecteur des eaux,

M. le Docteur DELPIT.

EAUX DE BONNES,

OU

AIGUES BONNES.

CES eaux prennent leur nom du petit village où elles se trouvent, qui est situé dans la vallée d'Ossau, département des Basses-Pyrénées, à sept lieues de Pau. Elles sourdent au pied d'une montagne calcaire, au confluent des ruisseaux de la Sonde et du Valentin. On y distingue trois sources; l'une, connue sous le nom de *Vieille*, existe dans un bassin creusé dans une grotte naturelle; elle alimente trois bains, et sert, au moyen d'un robinet, aux besoins des buveurs. L'autre, qui est désignée par celui de la *Neuve*, est placée au-dessus de la vieille, sur les bords du ruisseau de la Sonde; le troisième est la source dite d'*Ortech*; elle est située de l'autre côté de la montagne, à une distance d'environ cent pas des précédentes. Les eaux Bonnes jouissent d'une très-grande réputation ; elles reçurent jadis le nom d'*Arquebusades*, parce qu'elles contribuèrent puissamment à la guérison de soldats béarnais blessés à la bataille de Pavie, où ils s'étaient trouvés sous les drapeaux de Jean d'Albret, grand-père de Henri IV.

Propriétés physiques. Elles sont claires, limpides , d'une saveur douceâtre , et d'une odeur d'œufs couvis, qu'elles perdent par leur simple exposition à l'air ; elles charient une substance glaireuse, qui est de nature sulfureuse ; elles sont onctueuses et grasses au toucher. On n'est point d'accord sur leur température ; M. Patissier la porte de 24 à 26°., R. M. Bouillon-Lagrange, de 21 à 22°., et M. Alibert, de 26 à 37 c.

Propriétés chimiques. Plusieurs chimistes anciens, jouissant d'une réputation méritée, tels que *Bayen*, *Venel*, *Montet*, etc., ont analysé ces eaux. Parmi les modernes, nous ne connaissons que l'analyse de M. le Dr *Poumier* qui puisse être consultée, quoiqu'elle offre quelque chose à désirer. D'après ce médecin, vingt kilog. de cette eau contiennent :

Gaz hydrogène sulfuré, quantité indét. (1)		
Sulfate de chaux.	1 gr.	57 gr. (2)
— de magnésie.. . . .	1	06
Hydrochlorate de soude. . .	0	27
— de magnésie .	0	19
Carbonate de chaux.	0	41 $\frac{1}{2}$
Soufre.	0	4
Silice	0	4 $\frac{1}{2}$
Perte.	0	5

4 gros 02 grains.

(1) MM. Tryaire et Jurine, dans la composition de ces eaux, y font entrer ce gaz pour un tiers de leur volume.

(2) Cette quantité de sulfate de chaux me paraît

Propriétés médicales. Bordeu père, Th. *Bordeu* fils, dans ses lettres sur les eaux minérales du Béarn, et dans sa thèse de *Aquitaniæ minerales aquæ, Labaig, Poumier*, etc., ont beaucoup contribué à étendre la réputation de ces eaux. Le second n'a pas craint de dire qu'il ne connaissait pas de maladies, si l'on en excepte celles où la fièvre est si forte qu'il est à craindre d'accélérer la circulation, auxquelles les eaux Bonnes ne puissent convenir. Une telle assertion, donnée par un médecin si distingué, serait déjà propre à leur donner de la célébrité, si elles n'en avaient acquise une justement méritée. De toutes les eaux minérales des Pyrénées, celles-ci sont regardées

bien forte ; ne serait-elle pas due en grande partie à de l'hydro-sulfate calcaire. Outre cela le soufre qui se trouve indiqué dans cette analyse, y doit être acidifié par l'hydrogène ou uni à quelque base, comme les plus douces; elles opèrent de très-bons effets contre les dartres, la gale répercutée, la maladie pédiculaire, les squirrhes commençans de la matrice, les pâles couleurs, l'hystérie, l'hypocondrie, les affections chroniques des viscères, celles de la poitrine, les affections catharrales, etc. On les administre en bains, douches, injections et boisson, dans les mêmes cas que celles de Barrèges, dont elles partagent les vertus, avec cette différence que les eaux Bonnes, comme plus douces, conviennent beaucoup mieux aux enfans et aux individus d'une constitution faible et délicate.

Administration. Leur usage doit être continué pendant quelque temps; la dose est depuis une demi-bouteille jusqu'à deux bouteilles qu'on prend ordinairement à jeun, de quart d'heure en quart d'heure; on peut cependant en boire avant et après les repas sans aucun inconvénient ; il est des cas même où les malades en font leur boisson ordinaire et d'autres les coupent avec le lait. De toutes les eaux sulfureuses, les eaux Bonnes sont celles dont on fait le plus grand usage en boisson ; elles provoquent le matin des sueurs et une expectoration muqueuse que le célèbre *Bordeu* regarde comme des bénéfices de la nature.

Médecin inspecteur, M. le docteur PICAMILH.

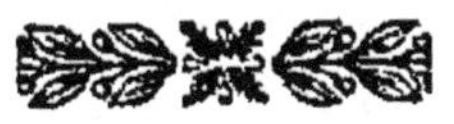

4 *

~~~~~~

BOURBONNE-LES-BAINS.

CES eaux minérales sourdent dans un vallon dit du Midi, qui se trouve au pied de Bourbonne-les-bains, petite ville du département de la Haute-Marne, bâtie sur la croupe d'une colline, à soixante-neuf lieues de Paris, dix-huit de Besançon, vingt de Nancy et sept de Langres. Les sources thermales sont dans le bâtiment neuf des bains; celles de la fontaine de la place y sont portées de là par un conduit. On y trouve plusieurs autres sources qui, quoique de même nature, diffèrent entre elles par leur température. Dans une fouille qu'on fit à quarante-un pieds de profondeur, on trouva un tuyau qu'on reconnut être de construction ro-
~~~~~~

maine. L'eau qu'il renfermait était d'une température égale à 60°. R. Comme la chaleur de la terre augmente en raison directe de sa profondeur, tout porte à croire que le degré de chaleur de ces eaux doit être bien plus élevé. Ces bains étaient connus et fréquentés des Romains, qui y avaient construit des établissemens attestant leur utilité ; l'hôpital militaire qui y est entretenu, annonce aussi les avantages que la médecine en retire.

Propriétés physiques. Ces eaux sont claires, incolores et inodores ; leur saveur et très-salée et un peu amère : elles ne sont point onctueuses ; leur température varie suivant les sources.

Celle de la fontaine de la place est à. 46°. 5 R.
Celle du grand puits.. 42
Celle du 1er puits de l'hôpital militaire. 39
Celle du 2e. puit du même hôpital. . 34
Celle de la maison Marant., ... 32

Il paraît que ce sont des ramifications de la même source qui parcourent un espace plus ou moins long.

Propriétés chimiques. L'analyse chimique de ces eaux qui a été faite par MM. *Bosc* et *Besu*, indique pour chaque livre :

Hydrochlorate de soude. . . .	5o gr.	8o cent.
Hydrochlorate de chaux . . .	8	76
Sulfate de chaux.	8	88
Carbonate calcaire.	1	oo
Substance extractive unie à un peu de sulfate de chaux. . .	o	5o
	69 gr.	94

Il est peu d'eaux minérales qui contiennent d'aussi grandes proportions de principes salins ; on y trouve aussi de l'acide carbonique dont ces auteurs ne parlent pas. MM. *Tryaire* et *Jurine* l'y font entrer pour deux fois leur volume.

Propriétés médicales. MM. *Thibaut*,

Juy, *René Charles*, *Baudry*, *Juvet*, *Chevalier*, *Mongin*, *Montrol*, *Therrin*, etc., ont publié diverses dissertations sur ces eaux minérales, d'après lesquelles elles seraient propres

En *bains*, contre les paralysies, le rachitis, la goutte naissante, les maladies de la peau, les fausses ankiloses, les engorgemens blancs des articulations, les rétractions de membres, les rhumatismes chroniques, et les accidens produits par la congélation. Elles sont nuisibles, en général, dans toutes les maladies aiguës.

En boisson. Elles sont propres à combattre les affections bilieuses de l'estomac, les engorgemens des viscères abdominaux, les diverses fièvres intermittentes, les suppressions menstruelles, les fleurs blanches, les scrophules, les catharres chroniques de la vessie, etc.

Administration. On boit ces eaux le

matin à jeun par verres, à la dose d'une demi-bouteille jusqu'à deux. Elles agissent souvent comme purgatives, tandis qu'elles constipent d'autres personnes; dans ce dernier cas, on doit prendre de temps en temps une pilule laxative. A la source on fait usage aussi des boues comme d'un puissant astringent; leur emploi doit être précédé de celui des bains.

Inspecteur, M. THERRIN.

BAGNÈRES DE LUCHON.

BAGNÈRES DE LUCHON est un bourg situé dans la vallée de ce nom, dans le département des Hautes - Pyrénées, à deux lieues des frontières espagnoles. Les eaux minérales qu'on y trouve, ont été très-fréquentées par les Romains; on en voit les preuves dans les inscriptions qui y ont été recueillies. Les sources qu'on y rencontre sont au nombre de douze. On les divise en froides, tièdes et chaudes. Ces sources sont celles de la grotte, la salle des Romains, du rocher, de la reine, la douce, la chaude à droite, la chaude à gauche, les blanches, ainsi que deux autres froides peu sulfureuses, et servant aux usages journaliers. Ces diverses sources sourdent au pied de la montagne, très-près les unes des autres; elles sont dirigées dans des bassins d'où on les conduit dans les baignoires.

Propriétés physiques. Ces eaux sont claires et transparentes, quoiqu'elles aient un aspect noirâtre qu'elles doivent aux petites pierres de cette couleur qui tapissent le fond des bassins ; leur saveur est douceâtre, et leur odeur analogue à celle des œufs couvis; leur température varie suivant les sources; elle est depuis 24 jusqu'à 51°. R., celle de l'atmosphère étant à 15°. Par leur simple exposition à l'air, ou à une douce chaleur elles se décomposent et prennent un aspect laiteux.

Propriétés chimiques. En 1766, *Bayen* entreprit, par ordre du gouvernement, l'analyse de ces eaux; il crut y reconnaître le sulfure de soude; son travail porte l'empreinte de son génie. M. *Save* annonça qu'elles étaient minéralisées par le gaz hydrogène sulfuré. Postérieurement, M. le docteur *Poumier* a repris ce travail, et a obtenu, pour produit de 10 litres de cette eau prise à la source de la Reine, qui est la plus renommée comme la plus abondante,

Gaz acide hydro-sulfurique. .	9	pouces cubes.
——— carbonique.	4	5
Sulfate de magnésie	0 gr.	10 grains.
Sulfate de chaux.	0	23
Hydrochlorate de magnésie desséché.	0	11
——— de soude. . . .	0	8
Carbonate de chaux.	0	11
Soufre.	0	6
Silice	0	4
Matière végéto-animale et perte	0	5
	1 gros	6 grains.

Propriétés médicales. Ces eaux ont, à peu de chose près, les mêmes vertus que celles de Bagnères et de Cauterets, aussi les emploie-t-on en bains, douches et injections, dans tous les mêmes cas. MM. *Compardon*, *Richard*, *Bayen*, *Poumier*, *Soulérat*, etc., ont fort bien étudié et décrit leurs propriétés.

En *boisson*. Elles agissent très-bien contre les suppressions menstruelles, les pâles couleurs, les phthisies catarrhales, le catarrhe chronique de la vessie, les engorgemens du foie, de la rate, etc.

Administration. Le double usage réuni de ces eaux, en bains et en boisson, opère de très-bons effets. La dose est de trois à six verres, tous les matins, soit pures soit coupées avec le lait, comme les eaux Bonnes et celles de Barèges.

Médecin inspecteur, M. le docteur ARNAUD SOULÉRAT.

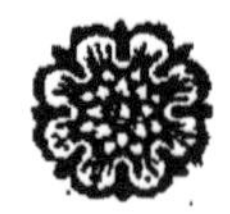

EAU DE BUSSANG.

A douze cents pas de Bussang, village situé dans le département des Vosges, à dix lieues de Plombières, existent cinq sources d'eaux minérales, dont deux seules ont reçu une dénomination ; ce sont l'ancienne et la fontaine d'en haut.

Propriétés physiques et chimiques. Ces eaux sont claires, mousseuses, d'une saveur piquante, acidule, et ferrugineuse ; elles laissent dégager du gaz acide carbonique, et déposent une matière ocreuse rougeâtre ; elles sont froides. Les essais d'analyse faits par MM. *Monnet, Thouvenel* et *Nicolas*, y annoncent l'acide carbonique libre (1), et le carbonate de fer et de soude.

Propriétés médicales. MM. *Bacher, Bagard, Charles, Dunod, Didelot, Lemaire, Monnet, Raulin*, etc., ont écrit sur les vertus de ces eaux, qu'ils regardent comme propres à combattre les fleurs blanches, les diarrhées chroniques, les langueurs des forces digestives, les engorgemens des viscères, les calculs rénaux et vésicaux, etc.

Administration. On doit prendre ces eaux, le matin, à jeun, à la dose de trois ou quatre verres, le premier jour, et les porter, successivement, jusqu'à deux pintes.

---

(1) Ces eaux minérales factices contiennent trois fois leur volume de cet acide.

EAUX DE CAUTERETS.

CAUTERETS est un très-joli bourg situé dans la vallée de Lavédan, département des Hautes-Pyrénées, à 7 lieues de Barèges. Les eaux minérales qu'on y trouve, jouissaient d'une grande réputation, même avant celles de ces derniers bains. Il paraît qu'elles ont été très-fréquentées par les Romains; des généalogistes assurent que César, qui s'y était rendu, donna son nom à l'une des dix sources. Les autres sont connues sous ceux de la *Raillere* (1), la *reine* ou source des Espagnols, les bains de *Canarie* ou de *Bruzault*, en-

---

(1) Elle est sur les bords du Gave, à un quart de lieue de Cauterets.

5 *

tretenus par la grande source, ou source d'amour, les bains de *Pause*, la source du *Pré*; celle du *Bois*, la fontaine de *Plaa*, celle de *Mahourat* et la source de *Rieumiset* ou des *yeux*.

Propriétés physiques. Chaque source offre quelque différence dans ses propriétés physiques.

1°. Fontaine de *César*. Eau claire, odeur d'hydrogène sulfuré, point onctueuse, déposant une substance qui contient du soufre. Température 41°. R.;

2°. La *Raillere*. Source abondante, eau claire, odeur d'œufs couvis, saveur désagréable, onctueuse, chariant des matières glaireuses qui annoncent le soufre par la combustion. Sa température est de 32°. R.;

3°. Source des *Espagnols*. Eau claire, odeur hépatique, saveur plus mauvaise qu'aucune des autres sources, grasse au toucher, et charriant un grand nombre de flocons de nature sulfureuse. Température 40°. R. ;

4°. Bains de *Bruzault*. Eau claire, inodore, onctueuse, dépôt abondant brunâtre. Température 31°. R. ;

5°. Bains de *Pause*. Eau limpide, douce au toucher, saveur désagréable, entraînant une substance glaireuse, blanchâtre. Température 37°. R. ;

6°. Source du *Pré*. Eau claire, odeur hydro-sulfurique, saveur âpre, point onctueuse, flocons glaireux, température 39°. R.

Source du *Bois*. Eau claire, onctueuse, saveur un peu amère, odeur d'œufs couvis très-forte, matières glaireuses blanches. Température 40°. R.

Fontaine de *Plaa*. Claire, onctueuse, saveur douceâtre, matières blanchâtres. Température 26°. R.

Fontaine de *Mauhourat*. Eau claire, odeur hydro-sulfurique, peu onctueuse, saveur âpre, charriant peu de flocons. Température 37°. R.

Source de *Rieumiset.* Claire, onctueuse, inodore, douceâtre, limon verdâtre. Température 24°. R.

Propriétés chimiques. M. *Montant*, qui a examiné plusieurs fois ces eaux, leur a trouvé une grande analogie avec celles de Barèges. M. *Camus* s'est occupé du même travail, mais d'une manière un peu vague, car il se borne à indiquer quelques-uns de leurs principes constituans, sans établir leurs proportions et sans s'attacher à reconnaître la nature des autres. L'analyse de M. *Raulin* est aussi très-incomplète; nous allons exposer celle qu'en a fait le docteur *Poumier*, comme plus satisfaisante.

Deux myriagrammes, ou vingt litres d'eau de la Raillère, lui ont donné, indépendamment des gaz acides ci-après indiqués, pour chaque kilogramme :

Gaz acide hydro-sulfurique. .   8 pouces c. (1)

—— carbonique. . . . . .   4 p.

Sulfate de chaux. . . . .   o gr. 34 grains.

— de magnésie . . . . . .   o   18

Muriate de magnésie, sec . .   o   8

— de soude. . . . .   o   8

Carbonate de chaux . . . . . .   o   8, 5

Silice   3   4

Soufre. . . . .   o   4, 5

Perte. . . . .   o   5

____

1 gr. 20 grains.

Source des *Espagnols*. Leur nature semble être la même que celle des sources dites de César et de Pause. Le même chimiste y a trouvé pour deux myriagrammes.

Sulfate de chaux. . . . .   o gr. 29 grains.

— de magnésie. . . . . . .   o   14

Hydrochlorate de magnésie. .   o   7

____

(1) Dans les eaux minérales factices, ce gaz acide entre pour un tiers du volume de l'eau.

Hydrochlorate de soude . . . . o   7
Carbonate de chaux. . . . . . . o   12
Silice . . . . o   o3
Soufre. . . . . o   o5
Substance végéto-animale et
   perte . . . . o   o5

1 gr. 10 grains.

De plus, par kilogr.

Gaz hydrogène sulfuré . . . . 8 pouces c.
— acide carbonique . . . . 4 p.   5.

Propriétés médicales. Les eaux de Cauterets tiennent un rang très-distingué
parmi celles qui sont de nature sulfureuse ; Théophile *Bordeu*, qu'il faut toujours citer, lorsqu'on parle des eaux des
Pyrénées, et surtout de celles du Béarn,
*Borie, Labaig, Thierry, Secondat, Camp-
martin, Laplagne, Poumier, Camus,* etc.,
ont très-bien décrit les propriétés chimiques et médicales de ces eaux. Ils les ont
présentées comme propres à combattre

un grand nombre d'affections morbifiques. On les emploie en bains, en injections, en douches, en lotions (1) et en
boisson. Nous allons donner un résumé
des vertus de celles dont on fait plus vo-
lontiers usage, tel que M. *Camus* l'a tracé.

1°. La source de César est la plus
énergique de toutes, et celle qui se conserve le mieux pour le transport ; elle est
propre à combattre l'inertie des solides
et le manque de sensibilité, en agissant
comme stimulant et provoquant de grandes sueurs. Elle convient aussi lorsqu'on
veut établir une inflammation locale,
arrêter les progrès de la carie des os,
rouvrir une plaie, en extraire les corps
étrangers, etc. On doit être fort circons-

----

(1) En injections, en douches et en lotions ;
elles sont plus particulièrement usitées contre
les fleurs blanches, les opthalmies chroniques,
l'inertie de la matrice, etc.

pect sur son emploi en bains, douches et injections. La source des Espagnols convient dans les mêmes cas.

2°. Source de la *Raillère*. Elle est d'une utilité reconnue, soit en bains, en douches ou en injections, contre les pâles couleurs, reconnaissant pour cause une inertie utérine ; contre les douleurs sciatiques, les rhumatismes mobiles, les lombago, les engorgemens de glandes dus à des scrophules, dans les maladies de la peau, les fièvres intermittentes, les obstructions lentes des viscères, la suppression des menstrues, les diarrhées chroniques, et même, dit-on, contre la stérilité. Tout en annonçant ces éloges, nous devons convenir qu'elles sont nuisibles quand l'éréthisme et les symptômes inflammatoires prédominent, surtout chez les sujets très-irritables.

3°. L'eau de *Bruzault* est une des moins énergiques ; elle est employée en bains pour calmer l'irritation musculaire, et rendre la souplesse à la peau.

Le bain du *Bois* convient plus spécialement contre les paralysies et les rhumatismes ; la fontaine de *Plaa* contre les phlogoses des viscères, la sécheresse de la peau, etc., tandis que celles de la *Pause*, dont la réputation est la plus étendue après celles de la Raillère et de *Manhourat*, sont nuisibles dans les phlogoses.

Cette dernière est très-renommée : nous décrirons ses propriétés en parlant de son emploi en boisson ; enfin, celle de *Rieumiset* est très-estimée contre les maladies nerveuses qui reconnaissent pour cause, une trop grande énergie des solides, et une exaltation dans les propriétés vitales.

En *boisson*. Les eaux de Cauterets, dont on fait le plus d'usage, sont celles de la *Raillère* et de *Manhourat*.

Celles-ci sont très-vantées dans l'asthme humide, les engorgemens des viscères, les pertes blanches, les affections catharrales et dans toutes les maladies qui exigent des toniques énergiques. Par ces mêmes raisons, elles sont nuisibles dans toutes les dispositions à la phlogose, etc. Après ces deux sources, la plus usitée est celle de la *Pause*; celle de *Bruzault* est peu propre à la boisson; celle de César est très-énergique, c'est celle qu'on expédie de préférence, parce qu'elle se conserve le plus long-temps sans se décomposer.

Administration. Les eaux de Cauterets sont prises à la dose de deux verres à une pinte chaque matin; lorsqu'elles provoquent le vomissement, ce qui arrive quelquefois, on doit les couper avec du lait ou bien avec une solution gommeuse, le sirop de gomme ou quelque décoction mucilagineuse. Il arrive, souvent, qu'elles semblent augmenter les divers symptômes; lorsque cet effet a lieu, l'observation a démontré qu'il va s'opérer une crise, par les selles ou bien par les sueurs.

Médecin inspecteur, M. le *docteur* LABAT.

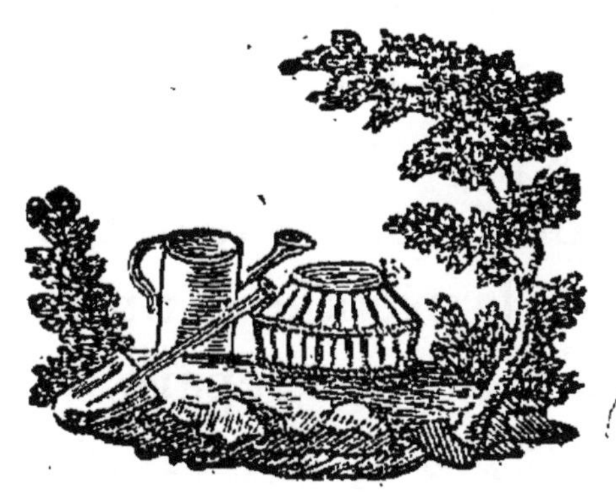

EAU DE CHATELDON.

On trouve à Chateldon, petite ville située dans le département du Puy-de-Dôme, à 20 lieues de Lyon, 6 de Clermont-Ferrant et 3 de Vich, deux sources d'eaux minérales. L'une, connue sous le nom *des vignes*, est au bas d'un coteau vignoble, à près de 300 pas de la ville; l'autre, appelée *source de la montagne*, est à 500 pas de la première : un ruisseau qui traverse le vallon les sépare.

Propriétés physiques. Froides, claires, saveur acidule et piquante; elles laissent dégager des bulles de gaz acide carbonique. Exposées à l'air ou à l'action de la chaleur, elles se troublent et déposent un précipité, qui est un mélange de de carbonate de chaux et de carbonate de fer.

Analyse chimique. Je ne connais d'autre analyse de ces eaux, que celle qui a été faite par M. *Desbret*, lequel n'a pas même indiqué les proportions des substances qu'il y a rencontrées. J'en ai fait une, à mon tour, sur les précipités que j'ai fait recueillir sur les lieux, et les eaux qui m'ont été remises.

12 litres m'ont donné (1) :

Acide carbonique. . . . . . . 390 pouces c. (2)
Hydrochlorate de soude. . . . 0   65
——— de magnésie . 0   70

---

(1) Les analyses qui ne sont pas faites sur les lieux, ne peuvent avoir le degré de précision si nécessaire dans de pareils travaux ; je ne publie celle-ci que parce qu'elle offre des résultats qui, s'ils ne sont pas bien rigoureux, sont du moins approximatifs.

(2) Dans les eaux factices on y fait entrer cet acide pour deux fois leur volume.

6 *

Carbonate de magnésie	4	95
—— de chaux.	4	19
—— de fer.	3	75
Perte.		2

14 gr. 44

Propriétés médicales. Je ne connais que M. *Desbret* qui ait écrit sur les vertus de ces eaux. D'après leur analyse, on peut voir qu'elles sont rafraîchissantes et toniques, et qu'elles doivent produire de très-bons effets contre la chlorose, les fleurs blanches, les vomissemens chroniques, les fièvres intermittentes rebelles, les affections hystériques et hypocondriaques, le dégoût, le manque d'appétit, etc. Je viens d'analyser une source que j'ai découverte à Rieu-Majou, département de l'Hérault, qui contient, à peu de chose près, les mêmes principes minéralisateurs et qui, par conséquent, doit jouir des mêmes vertus médicales.

Administration. On boit ces eaux froides, à la dose de une à trois pintes, à prendre le matin à jeun et par verres chaque quart-d'heure; on peut, sans inconvénient, les unir au vin et en faire sa boisson habituelle, mais ne jamais les associer au lait. Plusieurs médecins regardent cette eau comme propre à remplacer celle de Pyrmont.

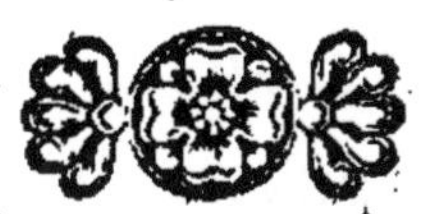

EAU DE CONTREXEVILLES.

C'est dans le département des Vosges, à 4 lieues de Neufchâteau et 6 de Bour- bonne - les - Bains, que se trouve situé Contrexevilles, dans un petit vallon en- touré de montagnes. La découverte des propriétés médicales de ses eaux est due à M. *Bagard*.

Propriétés physiques. Froides , très- abondantes, claires, odeur fade, saveur acidule et ferrugineuse, laissant échap- per des bulles de gaz acide carbonique et formant un dépôt ocreux, surtout quand on les expose à l'air ou à l'action du calorique.

Propriétés chimiques. MM. *Thouvenel* et *Nicolas* se sont livrés à l'analyse de cette eau; suivant ce dernier, elle contient par pinte :

Gaz acide carbonique. . . . Quantité indét. (1)
Muriate de soude. . . . . 1 grains 5
Sulfate de chaux 5
—— de magnésie. . . . . o   5
Carbonate de fer . . . . o   5
Carbonate de chaux, quantité indét.
____
7 grains 5

Vertus médicales. MM. les docteurs *Bagard*, *Thouvenel* et *Alibert*, médecin du roi, ont écrit sur les propriétés médicales de ces eaux; suivant ce dernier, elles sont très-salutaires contre les catarrhes chroniques de la vessie, et les petits graviers qui se forment dans ce viscère,

____

(1) Dans les eaux factices, il y entre pour une fois et demie leur volume : outre les produits indiqués dans cette analyse, par M. Nicolas, M. Thouvenel y admet une matière bitumineuse dont M. Nicolas met en doute l'existence.

ainsi que dans les affections lymphatiques, scrophuleuses, etc. MM. *Bagard*
et *Thouvenel* les regardent comme de
très-bons lithontriptiques. Le premier,
surtout, est porté à croire qu'elles peuvent dissoudre, en fragmens, certaines
pierres. L'expérience et les progrès de la
chimie moderne, ont fait raison de tous
ces prétendus dissolvans, et je suis, en
cela, de l'avis de M. *Alibert*. Ces eaux
sont vantées aussi contre les scrophules,
les dartres, la gale, la goutte, les engorgemens des viscères, les maladies chroniques des reins, etc.

Administration. On doit les boire le
matin, froides à la dose d'une à deux
pintes; on peut les associer au vin, mais
jamais au lait.

EAUX D'ENGHIEN.

Enghien ou Montmorency , petite ville bâtie à trois quarts de lieue de la rive droite de la Seine, à quatre lieues de Paris, et à un peu plus d'une lieue de Saint-Denis. Au bas de cette ville est une vallée charmante, au milieu de laquelle sourde cette source sulfureuse qui ne fut d'abord connue, des habitans, que par l'odeur qu'elle répand, ce qui lui avait mérité le nom de *Ruisseau puant*, et qui l'est depuis sous celui d'*eau du Roi*. Ce fut vers 1766, que le père *Cotte*, curé de Montmorency, les fit connaître par une analyse imparfaite à la vérité, qu'il publia, presqu'en même temps que *Macquer*. Bientôt après, M. *Le Vieillard* les

analysa de nouveau, et présenta son travail à l'Académie royale des sciences ainsi
qu'à la faculté de médecine de Paris, qui
désigna MM. *Bellot*, *Bertrand*, *Darcet* et
Roux, pour l'examen de cette eau. Leur
analyse, ainsi que celle de M. *Deyeux*,
sur le même sujet, parut en 1774; enfin
la société royale de médecine nomma
MM. *Fourcroy* et *Delaporte*, pour en
entreprendre une nouvelle; l'ouvrage de
ces derniers, qui a paru en 1788, a contribué puissamment aux progrès de l'a-
nalyse des eaux minérales, et a été long-
temps regardé comme classique. M. Vauquelin s'en est également occupé.

Propriétés physiques. Claire limpide,
odeur d'hydrogène sulfuré, saveur fade,
douceâtre, avec un arrière goût d'amertume; température à la source 12°. R.;
ce qui fait que pour l'utiliser en bains, il
faut ou la faire chauffer, ou y ajouter
de l'eau chaude; l'un ou l'autre moyen

affaiblissent ses vertus médicinales. Leur poids spécifique est à celui de l'eau distillée ∷ 10006,8 ∶ 10000. Exposée à l'action de l'air ou de la chaleur, elle perd la plus grande partie de ses propriétés, en conservant cependant une odeur et une saveur hépatique. Par l'ébullition elle prend une teinte verdâtre qui se dissipe et passe au blanc laiteux peu à peu, en déposant du sous-carbonate de chaux et du sous-carbonate de magnésie, ainsi que des flocons grisâtres, qui offrent tous les caractères d'une matière organique.

Analyse chimique. D'après Fourcroy, 100 livres contiennent :

Gaz hydrogène sulfuré . . . 700 pouces cubiq. ou 84 grains de soufre.

Acide carbonique.	2 gr.	41 grains.
Sulfate de magnésie.	2	14
Muriate de magnésie cristallisé	1	8
——— de soude.	0	24

Sulfate de chaux. 4   45

Carbonate de chaux. 2   70

———— de magnésie 0   13 ¹⁄₃

Matière extractive et silice,
  quelques grains inappréciables.

____

15 gros. 71 ¹⁄₃

Depuis ce temps, M. Henry fils a cru devoir reprendre ce travail; voici les substances qu'il y a rencontrées :

1° Par l'évaporation à l'air libre,

Soufre . . . . }

Hydro-sulfite de magnésie. } 0   24 grains.

———— de chaux. . . }

Hydrochlorate de soude. 0   05

———— de magnésie. . 0   1

Sous-carbonate de chaux. . . . 0   33

———— de magnésie. 0   038

Sulfate de chaux 0   45

— de magnésie 0   105

Silice 0   04

Matière végéto-animale et perte. 0   04

2°. D'après la théorie de l'acidification

du soufre et de combinaison de l'acide carbonique, etc.

Azote....................	o	14 gram.
Acide carbonique........	o	248
Idem, de sous-carbonates . .	o	o43
Acide hydro-sulfurique. . . .	o	o63
ou dont il n'y aurait de libre que..................	o	o18
Hydrochlorate de soude . . .	o	o5
——— de magnésie. .	o	101
Hydro-sulfate de magnésie.. .	o	101
——— de chaux . . .	o	o16
Sulfate de magnésie	o	105
— de chaux.	o	45
Sous-carbonate de chaux. . .	o	33
Silice	o	o4
Matière végéto-animale et perte.	6	o4

L'on voit qu'il est fort peu d'analyses aussi compliquées.

Lorsque MM. Fourcroy et Delaporte publièrent l'analyse de l'eau d'Enghien, on ne connaissait encore que la source découverte par M. le curé ; depuis peu, on vient d'en découvrir deux autres sur une partie du village d'Enghien-Montmorency, qui est connue sous le nom de la Pêcherie. Elles sont situées à environ cent pas des anciennes, formant le bel établissement de M. Péligot ; c'est avec celles de la Pêcherie que M. Trobant a établi, en 1823, les derniers bains. Ces deux nouvelles sources ont reçu les noms : l'une d'*eau pour boisson*, et l'autre, d'*eau des bains*. La première existe dans un bassin dépendant du jardin de l'établissement, d'où elle est conduite dans un petit bâtiment qui lui sert de réservoir et où l'on remplit les bouteilles. Celle des bains est la réunion de diverses filtrations d'une même source, qui se font jour près de la chaussée, sous le bâtiment du directeur de l'établissement.

Propriétés physiques. A l'abri du con-

tact de l'air, limpidité parfaite ; leur
odeur et leur saveur sont sulfureuses ; la
température de celle pour la boisson est
de 13°. c., celle de l'air étant à 17°.;
celle des bains est de 15° . . . . . *Id.*

Leur densité est
pour celle de la boisson. 10006
——— des bains. . . . . 100075.
Exposées à l'action de l'air, elles se troublent de plus en plus, deviennent blanchâtres, laissent précipiter du soufre et
des sous-carbonates terreux; elles ver-
dissent alors progressivement le sirop de
violettes. Cet effet est beaucoup plus sensible sur celle des bains. Exposées à
l'action du calorique, elles laissent dégager d'abord quelques bulles d'acide
hydro-sulfurique, deviennent de plus
en plus alcalines, et n'exhalent beaucoup de gaz hydrogène sulfuré, que
lorsque l'ébullition a lieu depuis long-
temps, et qu'il se dégage en même temps

7 *

de l'acide carbonique. Après leur ébullition, elles conservent une odeur de haricots bouillis, et précipitent sensiblement en noir le sous-acétate de plomb. (1) Pendant l'ébullition, elles ne prennent point de nuance verdâtre comme celles de la source du roi, et il ne s'en sépare pas d'une manière visible de matière grisâtre, floconneuse, organique, nageant au milieu du liquide.

---

(1) Voyez l'analyse de M. Henry fils, journal de pharmacie, février 1825. Dans le même numéro de ce journal, M. Fremy a donné une analyse de cette eau, dans laquelle il annonce qu'après l'ébullition, cette eau ne précipite plus en noir le sous-acétate de plomb, et que celle des bains prend, par l'ébullition, une couleur verdâtre très-sensible. Il existe entre les travaux de ces deux chimistes des différences très-sensibles, qu'on pourra remarquer dans l'exposition que nous allons donner de leurs résultats.

Analyse chimique. Comme d'après l'ordonnance du 18 juin 1823, aucun établissement d'eaux minérales ne peut être autorisé sans une analyse faite par un chimiste, M. Triobant s'adressa à M. le préfet de la Seine, qui confia ce travail à M. Frémy, lequel a rempli cette mission avec un zèle et un soin dignes d'éloges. Peu de temps après, M. Henry fils, jeune chimiste qui donne les plus belles espérances, et est déjà avantageusement connu par des travaux utiles, se livra à l'étude chimique de ces eaux. Ces deux chimistes se communiquèrent mutuellement leur manuscrit, avec cette franchise et cette loyauté qu'on trouve en ceux qui, laissant de côté tout esprit de rivalité, n'ont en vue que les progrès des sciences ; ils avaient d'abord pensé à réunir leurs deux mémoires, mais la conduite de leurs travaux et la manière de les envisager mit un obstacle à cette

sorte de fusion. Nous allons donc exposer leurs résultats divers.

M. Frémy a trouvé dans un litre d'eau
pour boisson :

Gaz azote	o gra.	o2o
Acide carbonique.	o	26o
— hydro-sulfurique.	o	o39
Hydrochlorate de magnésie. .	o	o28
Hydro-sulfate de chaux. . . .	o	1o4
Sulfate de magnésie.	o	13
— de chaux	o	29
Sous-carbonate de magnésie .	o	o6
——— de chaux. . .	o	34
——— de fer	o	oo3
Silice	o	o6
Matière végéto-animale. . . .	o	o3
	1	364

Eau des Bains :

Gaz azote	o gr.	o26
— acide carbonique	o	462
— Hydro-sulfurique	o	o57
Hydrochlorate de soude. . . .	o	o17

Hydrochlorate de magnésie....	o	10
Hydro-sulfate de magnésie..	o	105
———— de chaux....	o	079
Sulfate de magnésie........	o	024
———— de chaux........	1	280
Sous-carbonate de magnésie..	o	169
———— de chaux...	o	322
———— de fer....	o	035
Silice...............	o	03
Matière végéto-animale....	o	045
	2	751

M. Henry fils n'a analysé que la source de la Pêcherie employée en boisson ; quoiqu'il n'en parle point dans son Mémoire, nous en avons acquis la certitude de lui-même. Ce chimiste annonce que chaque kilog. d'eau lui a donné, par l'évaporation à l'air libre :

Soufre...............	o	0305 grains.
Hypo-sulfite de magnésie..	o	0112
Hydrochlorate de soude...	o	022
Sulfate de magnésie.......	o	073

Sulfate de chaux. . . . .   o   o61

Sous-carbonate de chaux. . .   o   400

————— de magnésie .   o   161

Silice . . . .   o   o51

Matière végéto-animale . . .   o   o25

Perte . . . .   o   o225

Et d'après la théorie (1)

Gaz azote. . . . .   o   o16 grains.

— acide carbonique . . . .   o   254

Plus acide carbonique du sous-
carbonate magnésien formé   o   o80

———————————————

(1) Peut-être l'hydro-sulfate de magnésie que j'annonce existe seul dans l'eau de la source de la Pêcherie. Est-il uni à un peu d'hydro-sulfate de chaux? Je n'ai constaté son absence qu'à l'aide du bi-carbonate de potasse, et l'on sait, d'après les observations encore très-récentes de M. Dulong, que la proportion très-grande de magnésie, par rapport à celle de la chaux, a pu empêcher la précipitation de cette dernière base.

(Note remise par M. Henry fils.)

Acide hydro-sulfurique. . . . . o   o64
  ou donc il n'y aurait de li-
  bre que, environ. . . . . . o   o16
Hydrochlorate de soude . . . o   o2o5
Hydro-sulfate de magnésie . . o   119
Sulfate de magnésie . . . . . . o   o73
  — de chaux. . . . . o   o6r
Sous-carbonate de chaux. . . o   4op
Silice . . . . o   o5r
Matière végéto-animale. . . . o   o25o
Perte. . . . . o   o225

En comparant cette analyse avec celle qu'a donnée le même chimiste de la source ancienne connue sous le nom de source du *Roi*, on ne peut s'empêcher d'y reconnaître la même nature, et, à très-peu de chose près, les mêmes principes, aussi les regardons-nous comme ayant la plus grande analogie entre elles. Il n'en est pas de même des résultats obtenus des eaux de la Pêcherie par MM. Frémy et Henry fils. Ce dernier croit

pouvoir se rendre raison de cette différence, en faisant observer, d'après sa
théorie exposée dans l'introduction de
cet ouvrage, qu'il n'admet pas de sous-
carbonate de magnésie dans cette eau
encore intacte ; que, de plus, la décomposition de l'hydro-sulfate magnésien par
l'action de l'eau et de l'acide carbonique libre ne doit pas fournir de quantités cons-
tantes de sous-carbonate et d'hyposulfite, à
moins que les circonstances de l'opération
ne soient bien semblables, ce qui est presqu'impossible. M. Henry fils fait également
observer que l'hypo-sulfite de magnésie
a pu former aussi un peu de sulfate, et
qu'enfin le sulfate de chaux trouvé en
très-grande proportion par M. Frémy
provient, comme il l'a présumé lui-même,
du conduit en maçonnerie par où s'é-
coulait l'eau sulfureuse, lors de son analyse, et qui maintenant est en plomb. (1)

____

(1) Voyez Journal de Pharmacie, février 1825.

Je n'ai tant insisté sur l'analyse des eaux d'Enghien faite par plusieurs habiles chimistes, et sur la différence de leurs résultats, que pour démontrer combien l'art d'imiter les eaux minérales est loin d'avoir acquis le degré de perfection qu'un petit nombre de personnes lui attribuent. Au reste nous ne craignons pas d'avancer que les eaux minérales factices ne pourront être regardées comme les succédanées des naturelles, que lorsque la nature de celles-ci sera bien connue. Malheureusement il y a encore beaucoup à faire pour parvenir à ce point. Car quels que soient les progrès qu'ait fait l'analyse des eaux minérales, ils sont encore bien loin de ne plus rien laisser à désirer. Je dirai plus, cette étude exigerait une application soutenue et exclusive d'un habile chimiste, qui, riche de son expérience et des nombreuses observations qu'il aurait faites, nous donnât une méthode d'analyse claire, précise, exacte et facile, qui pût devenir le *vade-mecum* de ceux qui désirent suivre cette carrière.

En attendant que nous soyons beaucoup plus avancés dans l'art d'analyser les eaux minérales, MM. Henry père et fils viennent d'essayer de poser une pierre à l'édifice, en publiant un manuel d'analyse chimique des eaux minérales, médicinales et économiques.

Propriétés médicales. Quoiqu'on ne puisse point assigner aux eaux d'Enghien, le même rang qu'à celles de Barèges, de Cauterets et de Bonnes, et qu'on n'ait point encore un assez grand nombre d'observations médicales pour bien en établir les propriétés, elles n'en sont pas moins regardées comme propres à combattre les faiblesses d'estomac, les pâles couleurs, les suppressions menstruelles, les maladies de la peau, les diarrhées et

les catarrhes chroniques, les engorgemens rebelles des viscères abdominaux,
les affections rhumatismales, les roideurs
des membres, et les engorgemens des
articulations.

Administration. On les prend à la dose
de trois verres à deux pintes par jour;
on peut les unir au lait. On observe
qu'elles resserrent le ventre, et passent
principalement par les urines, en aug-
mentant la transpiration et l'appétit.

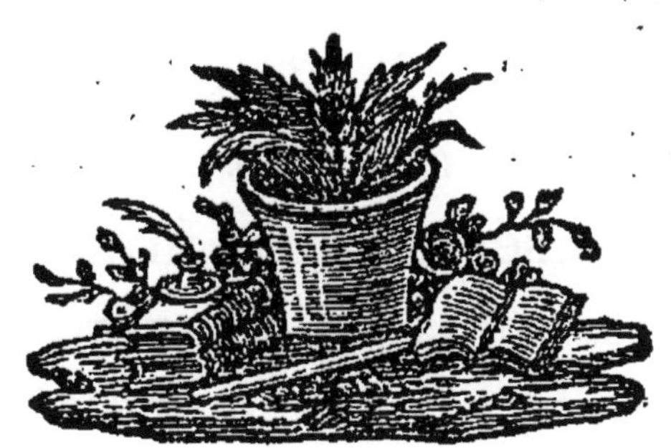

EAU DE FORGES.

Bourg à neuf lieues de Rouen, département de la Seine-Inférieure, et à trois de Neufchâtel. Ces eaux, quoique connues depuis long-temps, ne sont très-fréquentées que depuis 1632, époque à laquelle Louis XIII, Anne d'Autriche et le cardinal de Richelieu furent les prendre sur les lieux. Les sources sont au nombre de trois : la *Royale*, la *Reinette* et la *Cardinale*; il paraît que ces trois noms lui viennent du séjour qu'y firent ces trois illustres personnages. Quoiqu'il n'y ait pas de différence bien notable entre elles, la royale cependant jouit d'une plus grande réputation que les autres. Ces sources prennent naissance au couchant du bourg, dans un vallon marécageux.

Propriétés physiques. Claires, inodores, goût acidule et piquant, mousseuses, déposant une matière ocreuse et floconneuse, par leur exposition à l'air, ou par l'action du calorique, et perdant leur saveur précitée, en en conservant une ferrugineuse. Températ. de 6°. à 6°. $\frac{1}{4}$ du therm. R.

Propriétés chimiques. Plusieurs chimistes, tels que MM. Boulduc, Geoffroy, Monnet, etc., ont entrepris l'analyse de ces eaux, mais la plus en rapport avec nos connaissances actuelles, est celle que M. Robert, pharmacien de l'hôpital de Rouen, en a donnée. D'après ce chimiste, ces eaux contiennent par chaque pinte :

1°. L'Eau Royale.

Gaz acide carbonique . .   1 fois $\frac{1}{4}$ son volume.

Muriate de soude. . . . $\frac{3}{4}$. de grains.

— de magnésie . . $\frac{1}{5}$.

Sulfate de chaux . . . . $\frac{1}{3}$.

8 *

Carbonate de chaux. . . $\frac{1}{4}$.

—— de fer. . . . $\frac{1}{8}$.

Silice. . . . . $\frac{1}{10}$.

2°. Cardinale.

Gaz acide carbonique . . 2 fois son volume.

Muriate de soude.. . . $\frac{9}{10}$. de grain.

—— de magnésie . . $\frac{1}{5}$.

Sulfate de magnésie. . $\frac{9}{10}$.

Sulfate de chaux . . . . $\frac{1}{2}$.

Carbonate de chaux. . . $\frac{3}{4}$.

—— de fer. . . . $\frac{5}{6}$.

Silice . . . . $\frac{1}{6}$.

3°. Reinette.

Acide carbonique. . . . $\frac{1}{4}$. de son volume.

Muriate de soude. . . . $\frac{3}{4}$. de grain.

—— de magnésie. . $\frac{1}{5}$.

Sulfate de chaux . . . . $\frac{1}{3}$.

Carbonate de chaux. . . $\frac{1}{4}$.

—— de fer. . . . $\frac{1}{8}$.

Silice . . . . $\frac{1}{10}$.

Les dépôts formés par ces eaux, sont

un mélange de carbonate de chaux et de
fer.

Propriétés médicales. Jacques Cousinot,
médecin du roi, Mauvillain, Cressé, Li-
nand, La Rouvière, Legivre, Donet,
Raulin, Lepecq de la Clôture, etc., en
ont parlé. Il résulte de leurs observations,
que ces eaux sont toniques, apéritives et
rafraîchissantes. Elles agissent très-bien
contre les fleurs blanches, les suppressions menstruelles, la chlorose, l'atonie
de l'estomac, la perte d'appétit, les coliques néphrétiques, les suppressions d'u-
rine, les obstructions du bas-ventre, les
hydropisies passives et les ascites confirmées, les œdemes invétérées; on leur attribue enfin des effets certains contre la
stérilité. Outre plusieurs preuves qu'on
en cite, on aime à rappeler que Louis XIII
et Anne d'Autriche, après dix-huit ans de
mariage, n'ayant point d'enfans, se ren-
dirent à Forges pour y boire les eaux, et

que la reine ne tarda pas à devenir enceinte.

Administration. Ces eaux sont employées en boisson, aux doses graduelles de deux à sept verres : on peut les couper avec du vin et en faire sa boisson, mais jamais avec le lait. Le plus grand nombre de buveurs commencent par boire celles de la Reinette, pour passer ensuite à la Royale, dont on ne prend qu'un verre le premier jour, deux le second, etc. ; lorsque l'estomac est habitué aux sept verres, on prend la Cardinale, qui étant beaucoup plus active, porte quelquefois à la tête, et produit parfois des nausées. Ces deux dernières sources sont contraires aux scorbutiques, aux phthisiques, aux asthmatiques, ainsi qu'aux goutteux.

EAUX DU MONT-D'OR.

MONT-D'OR, petit village du département du Puy-de-Dôme, dans une grande vallée entourée de montagnes, près de celle qui porte son nom, à vingt-trois lieues de Lyon, et huit de Clermont-Ferrand. Les eaux minérales, auxquelles il doit sa réputation, sont connues depuis très-long-temps : on y compte quatre sources assez abondantes ; 1°. celles de *Sainte-Marguerite* ou du *Tambour*, qui est la plus élevée, à côté de laquelle est une filtration de la même ; 2°. le bain de *César* ou de la *Grotte*, qui est à environ soixante pieds plus bas ; 3°. le grand bain ou bain *Saint-Jean*, à une vingtaine de pieds du précédent ; 4°. la fontaine de la *Madeleine*, qui est au pied de la montagne. Il y a une cinquième fontaine connue sous le nom de la *Pantoufle*, qui est à l'entrée du Mont-d'Or près du chemin; elle ne jouit d'aucune réputation.

Propriétés physiques. Toutes sont claires et inodores; celles de la Madeleine et de César ont un goût acidule et un peu salé; la saveur de celle du grand bain est fade, et celle de Sainte-Marguerite est acidule et un peu styptique. La température de la première est à $42°$. cent. Celle de la deuxième à $45°$. Celle de la troisième, de 42 à 43, et celle de la quatrième de $10°$. à $11°$. Exposées à l'air ou à l'action du calorique, elles abandonnent des flocons jaunâtres qui sont dus aux carbonates de chaux, de magnésie, et de fer.

Analyse chimique. MM. *Chomel*, *Mossier*, *Bertrand* et *Berthier*, se sont occupés de l'analyse de ces eaux. M. *Bertrand*

leur a trouvé les mêmes principes constituans qu'à celles de la Madeleine. Voici
les proportions qu'il donne dans celles-
ci ; pour vingt-six litres :

Gaz acide carbonique libre. .	6mill.905	
Carbonate de soude.	10	
Sulfate de soude	3	028
Hydrochlorate de soude. . .	7	602
Carbonate de chaux	6	162
—— de magnésie . . .	2	018
Oxide de fer	o	584
	36	299

Vingt-huit litres d'eau du grand bain
contiennent,

Gaz acide carbonique libre. .	3 gr.	452
Carbonate de soude.	10	624
Hydrochlorate de soude. . .	7	808
Sulfate de soude	2	656
Carbonate de chaux.	7	336
—— de magnésie	2	496
Alumine.	2	071

Oxide de fer . . . .   o   212
Silice.   1   593
                                   ————————————
                                      38   242

Quels que soient les talens de M. Bertrand, comme médecin, et nous aimons à convenir qu'il en a beaucoup, nous ne pouvons nous empêcher de regarder ces deux analyses comme très-imparfaites; d'abord, parce que l'acide carbonique et l'oxide de fer ne peuvent se trouver isolés dans une même eau sans passer à l'état salin, et qu'il en est de même de l'alumine avec cet acide. D'ailleurs ce carbonate, qui n'a encore été annoncé dans les eaux que par Withering, y est révoqué en doute par M. Thénard. Lorsque l'acide carbonique, dit-il, a été dégagé par l'ébullition, ces eaux conservent une saveur styptique très-prononcée, qu'il croit être due à une légère dissolution alumineuse, et que j'attribuerais plutôt à du sulfate de fer, si ce sel n'excluait aussi les carbonates terreux. Pour se convaincre de l'existence du sulfate d'alumine, dans cette eau, il lui eut suffi de la rapprocher le plus qu'il eût pu, d'y verser de l'ammoniaque pour en précipiter l'alumine, et de chauffer ensuite le résidu dans un vaisseau fermé, pour en volatiliser le sulfate de cet alcali. Au reste M. Longchamp vient de faire une analyse de toutes ces sources ; probablement nous ne tarderons pas à en connaître les résultats.

Propriétés médicales. MM. Chomel, Lemonnier, de Brieude et Bertrand ont recueilli un grand nombre d'observations sur ces eaux : sous le rapport médical, l'ouvrage de ce dernier est un des meilleurs que nous ayons en ce genre ; il annonce un médecin habile et un observateur judicieux. Toutes ces eaux se prennent en bains et en boisson.

En *bains* elles sont préconisées contre les affections goutteuses et rhumatismales, surtout en les employant en même temps en douches, contre la roideur des articulations, la paralysie des membres. Elles reportent au dehors les affections cutanées, rétablissent les diverses évacuations, augmentent la transpiration, fortifient les viscères, l'estomac et les poumons, déterminent des crises salutaires par une augmentation de chaleur et de mouvement, ainsi que par celle des secrétions et de quelques excrétions, etc. Elles opèrent aussi de bons effets contre les rhumatismes chroniques musculaires, fibreux et goutteux, contre la faiblesse et les affections que la masturbation et l'abus du coït entraînent; dans quelques paralysies, dans les hydropisies, lorsqu'il n'y a point de lésion organique d'aucun viscère, dans les ankiloses et les gonflemens des articulations, etc.

En *boisson*, elles sont très-utiles contre les obstructions chroniques, les engorgemens squirreux, l'atonie des organes digestifs, les catarrhes pulmonaires chroniques et ceux des intestins et de la vessie ; il en est de même contre la phthysie muqueuse, nerveuse et métastatique, si elle n'est pas trop avancée; les fleurs blanches, qui ne reconnaissent pas pour cause une lésion organique de l'utérus, etc. Il est bon de faire observer que ces eaux minérales ne préviennent point les attaques d'apoplexie comme on l'avait prétendu, et qu'elles sont nuisibles aux personnes atteintes d'écrouelles, d'anévrismes, et d'hémoptysies actives. Elles abrègent aussi les jours des phthysiques au troisième degré.

Administration. Ces eaux doivent être prises le matin à jeun, à la dose de deux verres, de demi-heure en demi-heure, qu'on porte graduellement jusqu'à cinq. On peut les rendre moins actives en les coupant avec le lait, l'eau de riz, le sirop de gomme, etc.

Les personnes atteintes de l'asthme ou de quelque affection pulmonaire, doivent en modérer l'usage, parce qu'il pourrait en résulter des toux violentes, des crachemens de sang et des suffocations. On doit interrompre leur usage pendant le flux menstruel.

Médecin inspecteur , M. le docteur BERTRAND.

EAU DE NÉRIS.

CE bourg est situé dans le département de l'Allier, à une lieue de Mont-Luçon ; des débris en tout genre, tels que des ouvrages variés en poterie, des chapiteaux chargés de feuilles d'acanthe ou de figures d'animaux, des marbres de toute espèce, provenant de la Grèce et de l'Italie ; des restes d'immenses aqueducs, d'amphithéâtres, de palais, de temples, de thermes, de statues de marbre et de bronze, des médailles, des inscriptions, etc., attestent que Néris fût une ville habitée par les Romains, qu'y avaient attirés les vertus médicales de ces eaux.

On y distingue trois sources ; 1°. le *puits de la croix* ; 2°. le *puits de César* ou

9 *

grand puits, 3°. le *puits carré* ou *tempéré*, et une quatrième source très-abondante qui parut, dit-on, en 1755, après le tremblement de terre de Lisbonne.

Propriétés physiques. Claires, limpides, insipides, inodores, onctueuses, cuisant bien les légumes, et d'un poids spécifique à peu de chose près égal à celui de l'eau distillée. Leur température est, d'après le docteur Boirot-Desserviers :

Puits de la croix. . . .   39°. R.
— de César   40
— carré   16
Source nouvelle. . . .   42

MM. Michel et Philippe n'ont pas obtenu les mêmes résultats ; M. Michel a trouvé

Celle de grand puits, à . . .   65°. R.
du puits de la croix, à   63
du puits carré, à . . .   58

Il faut nécessairement que l'on ait

commis une erreur très-grave, ou que
la température de ces eaux ait bien di-
minué, puisque dans les deux premières
il y a une différence de 24 à 25° R., et
dans la troisième de 42; ce qui me paraît impossible.

Analyse chimique. MM. Michel, Philippe, Vauquelin, Berthier et Mossier
ont entrepris l'analyse des eaux de Neris.
Cés deux derniers opérèrent sur un dépôt qui leur fut envoyé. Nous ignorons
où M. Vauquelin a consigné son travail;
suivant M. Mossier, elles contiennent par
livre,

Carbonate de chaux. . .	1 grain	41
——— de magnésie . . .	0	12
——— de soude. . .	3	70
Sulfate de soude	6	66
Muriate de soude. . . .	1	77

M. Berthier a obtenu pour résultat,

Acide carbonique libre, quantité indéterm.

Bicarbonate de soude....... 0, 00037
Carbonate de chaux......... 0, 00017
Hydrochlorate de soude..... 0, 00020
Sulfate de soude 0, 00037
Traces de matière végéto-animale et de silice..

M. Boirot Desserviers a cru devoir reprendre ce travail; voici les résultats qu'il dit avoir obtenus:

Gaz acide carbonique.

— oxigène.

— azote.

— Hydrogène sulfuré.

Et sur cent parties de résidu de l'évaporation des eaux.

Carbonate de soude. .... . 23 grains.
—— de chaux. 1
Sulfate de soude 17
Muriate de soude. 12
Silice 7
Eau 8
Matière animale et perte... 32
                              ————
                          100 grains.

L'analyse de M. Boirot offre quelques imperfections : l'oxigène ne peut exister avec le gaz hydrogène sulfuré, ni avec l'azote, parce que, dans le premier cas, il a formation d'eau et précipitation du soufre, et dans le second, il constitue de l'air qui peut être oxigéné comme celui qu'on extrait des eaux. Ces erreurs n'ôtent rien au mérite du docteur Boirot comme médecin ; mais lorsqu'il s'agit d'analyse chimique, détruire des erreurs, c'est faire un pas vers les découvertes.

Vertus médicales. M. le docteur Boirot, médecin inspecteur de ces eaux, a donné un fort bon ouvrage sur leurs propriétés. L'expérience lui a démontré qu'elles sont toniques, apéritives, et légèrement fondantes. En bain, elles stimulent, éveillent l'oscillation des fibres, poussent à la peau, favorisent l'action des remèdes herpétiques, emménagogues, anti-syphillitiques, etc. Elles sont très-utiles dans les rhumatismes chroniques, les affections nerveuses, dans plusieurs phlegmasies chroniques cutanées, les douleurs ostéocopes, les scrophules, les roideurs des membres, par suite des entorses, fractures, luxations et plaies d'armes à feu, etc. Il en est de même contre la gale, les dartres, la stérilité, etc.

En *boisson*. Elles secondent puissamment l'effet qu'elles procurent en bain, et ont les mêmes propriétés; elles agissent aussi contre les fleurs blanches, les gonnorhées anciennes, le catarrhe chronique de la vessie, les accidens qui surviennent à la cessation des menstrues, tels que l'hypocondrie et l'hystérie. Elles produisent aussi de bons effets contre les coliques et vomissemens nerveux, ainsi que contre la chlorose et le scorbut, etc.

Elles sont nuisibles, quelque soit leur administration, dans quelques phlegma-

sies des membranes muqueuses et sé-
reuses de la poitrine et des poumons;
dans les inflammations ou phlogoses des
viscères, les hémorrhagies, les obstructions et les hydropisies confirmées,
l'asthme, les phthysies avancées, etc.

Administration. On boit de préférence
l'eau du puits de la Croix; la dose est depuis deux verres jusqu'à dix; on les
prend à jeun et dans la matinée. On
trouve également à ces bains, des douches ascendantes et descendantes.

Médecin inspecteur, M. le docteur
Boirot-Desserviers.

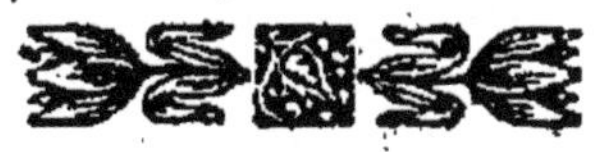

EAU DE PASSY.

VILLAGE aux portes de Paris, dans le voisinage du bois de Boulogne, sur la rive droite de la Seine. La colline à laquelle il est adossé offre plusieurs sources minérales, qui sont connues sous les noms d'*anciennes* et de *nouvelles eaux*. Les anciennes comprennent deux sources placées à côté l'une de l'autre; les nouvelles sont abondantes, et sourdent de trois points dans un même bassin souterrain voûté.

Propriétés physiques. Les anciennes sont claires et ont une saveur ferrugineuse très-faible; les nouvelles ont ce goût plus prononcé, accompagné d'un sentiment d'astriction. Leur surface se recouvre d'une pellicule roussâtre ; exposées à l'action de l'air ou du calorique, elles déposent une substance jaunâtre, semblable à celle qui tapisse le fond des bassins.

Les *eaux épurées* sont très-claires, et leur saveur est moins ferrugineuse (1).

Analyse chimique. Vers l'aurore de la chimie pneumatique, les chimistes les plus distingués, tels que *Geoffroy*, *Boul-*

---

(1) Cette dépuration consiste à laisser ces eaux exposées au contact de l'air et à l'action du soleil, pendant plusieurs mois ; par ce moyen, elles abandonnent une partie de leurs principes, et notamment les sels ferrugineux, de sorte que si cette dépuration est trop prolongée, elles perdent presque toutes leurs vertus. S'il est des circonstances où l'on doive préférer l'eau épurée, il en est d'autres où l'on doit accorder la préférence à celles qui ne le sont pas : il faut donc tenir un juste milieu pour que cette dépuration soit bien faite.

duc, *Cadet*, *Demachy*, *Monnet*, *Lemery*, *Venel*, *Bayen*, etc., ont analysé les eaux minérales de Passy. Parmi les modernes, MM. *Planche* et *Deyeux* ont repris ce travail. Le premier a trouvé, dans chaque pinte des *anciennes eaux* épurées :

Sulfate de chaux.	25 gr.	$\frac{1}{4}$.
—— de magnésie	6	$\frac{1}{2}$.
Muriate de magnésie	3	$\frac{1}{4}$.
—— de soude	0	$\frac{1}{20}$.
Carbonates de chaux et de magnésie.	0	$\frac{1}{2}$.
Matière végéto-animale. . .	1	$\frac{3}{4}$.
Oxide de fer, quantité inap.		
	37	$\frac{3}{4}$.

M. Deyeux a annoncé dans chaque pinte d'eau nouvelle épurée :

Sulfate de chaux.	44 grains	4 mill.
—— de magnésie.	27	7
—— d'alumine et de potasse.	7	6

| Sulfate de fer, au maximum. | 1 | 207 |
| Muriate de soude. . . . . . . | 6 | 70 |

85 gr. 294 mill.

L'on voit qu'il n'y a presqu'aucun rapport entre ces deux eaux épurées anciennes et nouvelles. Ces dernières, par leur dépuration spontanée, perdent une grande partie de leurs principes minéralisateurs ; M. Deyeux, qui les a examinées avec beaucoup de soin, a trouvé, dans celles qui n'étaient point épurées, pour chaque pinte :

Sulfate de chaux	43 grains.	2 mill.
——— de magnésie.	22	6
——— de fer, au minimum.	17	245
——— d'alumine et de potasse.	7	5
Muriate de soude.	6	66
Carbonate de fer	0	80
Acide carbonique.	0	20
Matière bitumineuse, quantité inappréciable.		

95 gr. 418 mill.

Propriétés médicales. Les eaux minérales de Passy, dit M. Alibert, doivent
être rangées parmi les ferrugineuses dont
les vertus sont les plus puissantes, surtout lorsqu'il y a langueur de l'appareil
digestif, dans la chlorose, les hémorrhagies passives, les affections scorbutiques,
les engorgemens des viscères abdominaux, les suppressions menstruelles, etc.

Les eaux non *épurées* sont trop actives pour être prises à l'intérieur; on les
emploie, avec le plus grand succès, comme topiques, en douches, lotions ou injections, contre les fleurs blanches et les
ulcères atoniques, variqueux, etc.

Dépurées, elles jouissent des propriétés ci-dessus exposées, et conviennent
aussi dans les diarrhées, et les gonorrhées chroniques, la convalescence
des fièvres intermittentes, etc. Les individus d'un tempérament sec et bilieux,
ceux dont la poitrine est délicate, ou qui

sont atteints de la fièvre hectique, ne doivent point en faire usage ; elles agraveraient leur état.

Administration. On boit de préférence les eaux nouvelles épurées, à la dose de trois verres à deux pintes par jour, à prendre dans la matinée. Crainte de les décomposer, on doit s'abstenir de les faire chauffer ; on peut, sans aucun inconvénient, les couper avec du vin, mais jamais avec du lait.

Les eaux, telles qu'elles sortent de la source, s'altèrent bientôt ; les épurées se conservent pendant plus de dix ans ; elles ne craignent point le transport.

Les eaux de Passy peuvent remplacer, avec avantage, celles de Provins, de Piscionelli, et de Piciarelli (dans le royaume de Naples), etc.

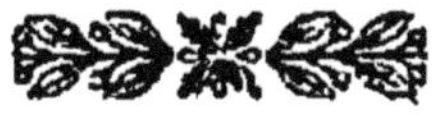

10 *

EAU DE PLOMBIÈRES.

Village du département des Vosges, à 90 lieues de Paris et 2 de Remiremont. Ces eaux sont fréquentées depuis plusieurs siècles; il paraît même qu'elles le furent par les Romains. On y compte quatre bains alimentés par plusieurs sources. 1°. le *grand bain*; 2°. le *bain neuf* ou *tempéré*; 3°. le *bain des capucins* ou *petit bain*, *bain des gouttes*; 4°. le *bain des dames*. On connaît, outre cela, la *source du crucifix* ou *bain du chêne*, une source acidule et ferrugineuse, et deux sources dites savonneuses. Il y en a encore quelques autres de cette nature, que les habitans employent à leurs usages domestiques.

Propriétés physiques. Claires, presque

(115)

Insipides, odeur un peu fétide et hydro-
sulfurique (1), onctueuses au toucher,
susceptibles de se geler dans les bouteilles,
d'un poids spécifique égal à celui de
l'eau ordinaire. Leur température est,
suivant le docteur Martinet :

1°. Source du grand bain . . . .   5o R.
2°. Source de *idem*.   44
Bains des pauvres. 3o
Bain neuf ou tempéré.   26
Bains des capucins (2 cases).   32 et 28
Bains des dames (2 cases) . .   3o et 28
Source du crucifix. 4o

---

(1) Cette odeur doit être attribuée à la malpro-
preté qui existe quelquefois dans les bassins, quand
on ne prend pas soin de les vider souvent, car,
dans l'analyse de M. Vauquelin, et certes, il nous
est permis de croire à son exactitude, rien n'annonce la présence de l'hydrogène sulfuré dans ces
eaux.

(116)

Les sources savonneuses et ferrugineuses sont froides.

Analyse chimique. Plusieurs chimistes,
tels que *Geoffroy, Malouin, Monnet*, etc.,
ont analysé ces eaux ; nous allons nous
borner à exposer celle qui en a été faite
par le célèbre *Vauquelin*, qui a trouvé,
dans chaque pinte de cette eau, les sels
suivans, calculés à l'état de cristallisation.

Sulfate de soude	2 grains	$\frac{1}{3}$.
Muriate de soude	1	$\frac{1}{4}$.
Carbonate de soude	2	$\frac{1}{6}$.
—— de chaux	0	$\frac{1}{2}$.
Silice	1	$\frac{1}{3}$.
Matière animale	1	$\frac{1}{2}$.

9 grains $\frac{1}{2}$.

Vertus médicales. Les eaux de Plombières jouissent d'une grande réputation,
à laquelle a beaucoup contribué l'ouvrage
du docteur Martinet, sur les maladies

chroniques. Ces eaux sont stimulantes et rendent la circulation plus active.

En *bain*. Elles produisent d'excellens effets contre les paralysies, les rhuma-tismes simples et goutteux, les fausses ankiloses, les ulcères rebelles, les dartres et la galle repercutés, les tumeurs blanches des articulations, les affections nerveuses, etc.

En *douches*, dans le traitement des fleurs blanches, des maladies du rectum, du col de l'utérus, etc. On en fait également usage en injections et en vapeurs.

En *boisson*. Elles conviennent très-bien dans les coliques néphrétiques, les digestions lentes, la débilité de l'esto-mac, les fleurs blanches, la chlorose, le dérangement des règles, par manque de ton, les maladies qui ont lieu à leur ces-sation ; les engorgemens des viscères, tels que le foie, la rate et le mésentère, les maladies laiteuses, enfin dans toutes les circonstances où il y a quelque dérangement dans l'ordre des secrétions.

Administration. L'eau du Crucifix est celle dont on fait le plus grand usage. Quand on la boit loin de la source, on doit, pour qu'elle passe beaucoup mieux, la faire chauffer au bain-marie, dans la bouteille débouchée, sans craindre de lui faire perdre aucun de ses principes. La dose est depuis quatre verres jusqu'à vingt, par jour, à prendre à des intervalles plus ou moins éloignés. Lorsqu'elle est trop stimulante, on y ajoute les deux tiers d'eau savonneuse, ou bien on la boit froide ou coupée avec le lait. Leur usage entraîne quelquefois la constipation, mais généralement elles provoquent les sueurs et les urines.

Les eaux savonneuses froides passent difficilement. On ne doit les boire que chaudes; on les associe avec beaucóup de succès à celles de Bussang. L'eau ferrugineuse jouit des mêmes propriétés des autres eaux acidules, surtout contre les fleurs blanches, les pâles couleurs, le manque d'appétit, l'atonie de l'estomac, la faiblesse des forces digestives, etc. La dose est de trois à cinq verres, qu'on doit prendre le matin, à jeun, de quart d'heure en quart d'heure. On peut les couper avec le vin.

Les eaux de Plombières sont nuisibles dans la phthysie pulmonaire, le crachement de sang, les phlogoses intestinales, les abcès dans les viscères, l'épilepsie idiopathique, les fièvres continues, etc.

Médecin inspecteur, M. le docteur Martinet.

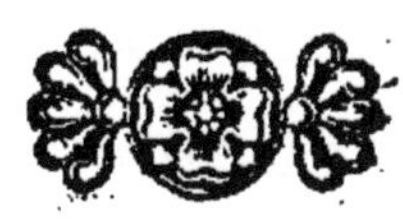

EAU DE POUGUES.

Bourg du département de la Nièvre, à 52 lieues de Paris et 3 de Nevers. Ses eaux minérales ont acquis beaucoup de réputation. Elles ont été fréquentées par plusieurs souverains, entre autres, par *Henri III*, *Henri IV* et *Louis XIV*. Elles sourdent dans une prairie située à 400 pas du bourg, dans un puits de 20 pieds de profondeur.

Propriétés physiques. Froides, claires, inodores, saveur vive et piquante. Par leur exposition à l'air elles abandonnent de l'acide carbonique, et déposent du carbonate de fer et de chaux.

Analyse chimique. MM. *Duclos, Geoffroy* et *Hassenfratz*, ont analysé ces eaux.

Le travail de ce dernier date de 1789 ; il y a trouvé par livre :

Acide carbonique libre	16 grains	7
Carbonate calcaire.........	12	2
—— de soude.........	10	2
—— de magnésie....	1	2
Muriate de soude.........	2	2
Alumine	3	35
Silice, mêlée d'oxide de fer.	3	20

Toutes les analyses qui ont été faites de ces eaux sont imparfaites. Celle que je viens de rapporter n'est pas exempte de reproche, puisqu'on y voit trois principes isolés, l'acide carbonique, l'oxide de fer et l'alumine, qui tendent à s'unir à l'état de carbonate.

Propriétés médicales. Le docteur Raulin les compare à celles de *Spa* et de *Seltz.* Elles produisent de bons effets dans les pâles couleurs, les fleurs blanches, la suppression des règles par atonie, les gonorrhées rebelles, les engorgemens du foie et de la rate, les coliques néphrétiques, les anasarques passives, les ulcères des reins et de la vessie, dans quelques fièvres quartes rebelles, dans l'hypocondrie dépendante des lésions organiques, etc.

Administration. On boit ces eaux froides, depuis trois verres jusqu'à une pinte et demie, le matin à jeun, de quart d'heure en quart d'heure. On peut les couper avec le vin ; elles le rendent même plus pétillant. Lorsqu'il arrive qu'elles produisent un léger mal de tête ou une espèce d'ivresse, cet état n'a rien d'inquiétant, il se dissipe bientôt.

Ces eaux sont nuisibles dans les maladies aiguës, dans les rhumes, ainsi qu'aux asthmatiques et aux phthysiques.

Quoique les principes minéralisateurs, trouvés dans l'eau de Pyrmont, par M. Werstrumb, soient plus nombreux

que dans celles de Pougues, je suis cependant porté à croire, d'après la nature
de leurs principes et les propriétés qu'on
leur attribue, que celles que nous venons d'examiner , peuvent remplacer
avantageusement celles de Pyrmont, qui,
d'ailleurs, par un si long transport, doivent perdre une partie de leurs vertus.

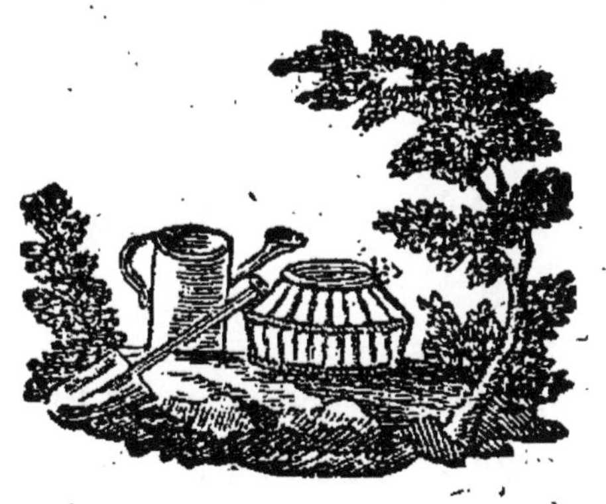

EAU DE SEDLITZ.

VILLAGE de Bohême, à 9 lieues de Pragues, dans le cercle d'Elnbogen, qui doit sa réputation à ses eaux minérales ; c'est à Hoffmann que nous en devons la connaissance.

Propriétés physiques. Froides, claires, inodores, saveur salée ; poids spécifique égal à 1,016.

Analyse chimique. Cinq livres sont composées de

Sulfate de magnésie	1 gra.	410
—— de soude	»	34 $\frac{4}{9}$
—— de chaux	»	25 $\frac{15}{16}$
Carbonate de chaux	»	9 $\frac{11}{16}$
—— de magnésie	»	6 $\frac{1}{4}$
Matière résineuse	»	3 $\frac{3}{4}$
Acide carbonique	»	6

Propriétés médicales. Ces eaux sont très-employées comme un purgatif doux, lorsque la faiblesse du tempérament ou l'âge ne permettent pas d'avoir recours à des moyens plus puissans. Elles passent aussi pour stomachiques et propres à combattre les fièvres intermittentes rebelles, pour entretenir les évacuations après les accouchemens et dans les constipations, les douleurs goutteuses, les engorgemens des viscères du bas-ventre, l'hypocondrie, etc. On leur attribue aussi de grandes vertus dans les maladies vermineuses des enfans.

Administration. Pour que ces eaux puissent agir comme purgatives, on doit les prendre à la dose d'une pinte à une pinte et demie ; leur effet est plus marqué si on les fait chauffer au bain-marie. Quelques personnes ajoutent au premier verre demi-once de sulfate de magnésie.

EAU DE SEYDCHUTZ.

BOURG de Bohême à peu de distance de Sedlitz. Bouillon-Lagrange a confondu cette eau minérale avec la précédente, et Hoffmann a cru qu'elle en était une ramification.

Propriétés physiques. Froide, claire, inodore, très-amère et salée, par une longue exposition à l'air ou l'ébullition, formant un précipité blanc. Poids spécifique 10060.

Analyse chimique. Nous n'avons qu'un essai d'analyse fait par le célèbre Bergmann, qui y a trouvé ;

Beaucoup de sulfate de magnésie,
du sulfate de chaux,
du muriate de magnésie,

du carbonate de chaux,
du carbonate de soude.

Propriétés médicales. Purgatives et presque analogues à celles de Sedlitz. Aussi conviennent-elles dans les mêmes circonstances, et leur mode d'administration est-il le même.

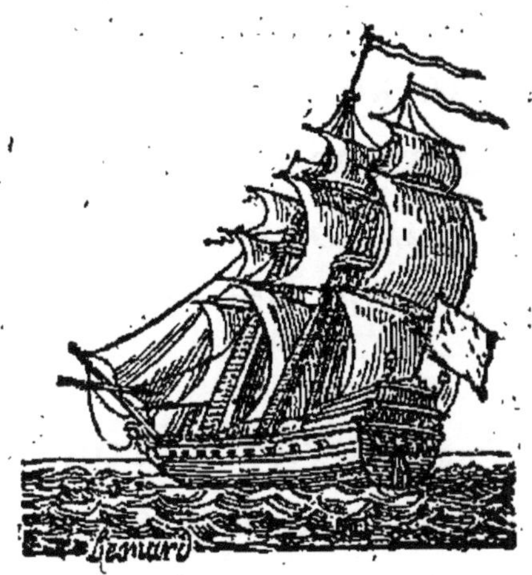

EAU DE SELTZ, ou SELTERS.

PETITE ville de France sur le Rhin et près de Colmar, à cent vingt-six lieues de Paris et neuf de Strasbourg. La source des eaux minérales est à environ deux cents pas de la ville, dans un vallon étroit. Ces eaux jouissent d'une grande réputation, et sont, par conséquent, très-employées.

Propriétés physiques. Froide, claire, inodore, saveur piquante et un peu salée, laissant dégager des bulles d'acide carbonique, et déposant, par leur exposition à l'air ou à l'action du calorique, un sédiment jaunâtre.

Analyse chimique. Venel, professeur de chimie à l'école de Montpellier, le même qui prouva le premier que l'acide carbonique était le principe minéralisateur des eaux acidules, indiqua également ae gaz dans l'eau de Seltz ; son analyse ne diffère presque en rien de célle qu'en a donnée depuis Bergmann. Ce dernier y a trouvé pour chaque 2 pintes $^3/_4$:

Gaz acide carbonique jusqu'à	60 pouces c. (1)
Muriate de soude	109 gr. $^1/_2$.
Carbonate de magnésie......	29 $^1/_2$.
——— de chaux...........	17
——— de soude........	24
	180

L'eau de Seltz douce est celle qui a perdu une grande partie de son acide carbonique.

Propriétés médicales. Il n'est point d'eau minérale, dit le docteur Patissier, dont l'usage soit plus généralement répandu ;

____

(1) Dans l'eau de Seltz artificielle, ce gaz acide entre pour cinq fois le volume de l'eau.

le docteur Alibert ajoute que ses vertus précieuses sont connues de tous les médecins. Hoffmann est un de ceux qui ont le plus contribué à les accréditer. Ces eaux sont apéritives, diurétiques et rafraîchissantes. Elles sont employées à combattre, avec succès, les fièvres bilieuses et adynamiques, le scorbut, les fleurs blanches constitutionnelles, la ménorrhagie passive, l'affaiblissement des organes digestifs, quelques espèces de dartres et maladies herpétiques; elles favorisent la digestion et sont également utiles aux hystériques et aux hypocondriaques. Il arrive souvent qu'elles augmentent considérablement la secrétion des urines.

Administration. Ces eaux doivent être bues froides, parce que la chaleur en dégage une partie du gaz acide carbonique. La dose en est d'une pinte à deux, à prendre dans la matinée et par verres.

On peut les unir au vin pendant les repas. Mais je ne partage pas l'opinion de
M. Patissier, qui croit qu'on peut aussi
les prendre avec du lait.

La grande quantité d'acide carbonique
que l'eau de Seltz contient, doit nécessairement agir sur cette liqueur animale,
et en opérer la coagulation. Quand on
ne boit pas ces eaux à la source, il faut
les prendre les plus récentes qu'il est possible; parce que, lorsqu'elles sont en bouteilles depuis long-temps, elles perdent
une partie de leur gaz, pour si bien
bouchées qu'elles soient.

EAU DE SPA.

JOLIE petite ville du département de l'Ourthe (royaume des Pays-Bas), à soixante-quinze lieues de Paris, et six de Liège. Elle est environnée d'épaisses forêts, qui sont elles-mêmes bornées par de hautes montagnes. Il n'est point d'eau minérale, en Europe, qui attire autant d'étrangers, et dont la réputation soit plus étendue. Suivant l'auteur des amusemens de Spa, ce lieu semble être le rendez-vous de la bonne compagnie des nations voisines.

Là, viennent tous les ans, exacts aux rendez-vous,
Les vieillards éclopés, un jeune essaim de fous,
La sottise, l'esprit, l'ennui, le ridicule;
Le vaudeville court, l'épigramme circule;
Là, la coquette vient, réparant ses attraits,

Aux fats de tout pays tendre encor ses filets ;
Là, même lieu rassemble et l'aimable boudeuse,
Et la jeune éventée, et la vieille joueuse,
Que l'aube, au tapis vert, surprend à son retour,
Veillant toute la nuit, et se plaignant le jour.

(DELILLE.)

Aussi a-t-on pris soin d'en rendre le séjour très-agréable, en y bâtissant de beaux hôtels et y établissant des amusemens publics, qui ne le cèdent en rien à ceux des grandes villes; tels sont le vauxhall, la redoute, la salle de spectacle, les jeux, etc. Plusieurs souverains se sont rendus à ces eaux, entre autres, le *Czar Pierre-le-Grand*. On voit encore les inscriptions qui ont été placées sur les hôtels qu'ils ont habités. Spa offre tant d'agrémens, pendant la saison des eaux, qu'un grand nombre de personnes y viennent par plaisir. On trouve une infinité de sources dans ses environs. Je vais me borner à jeter un coup-d'œil sur

12

les sept qui ont acquis une grande réputation.

Le *Pouhon*. Cette source jaillit dans
un puits quadrangulaire au milieu de
Spa, c'est la plus fréquentée et par conséquent la plus célèbre.

La *Géronstère*. Comme la précédente,
elle sourd dans un puits à deux pieds de
profondeur, au milieu d'un bois qui se
trouve sur le flanc d'une montagne à trois
quarts de lieue de Spa. Cette fontaine est
la plus fréquentée après celle de Pouhon.

La *Sauvenière* est à une demi-lieue de
Spa, et à trois quarts de cette dernière,
sur la même côte de montagne.

Le *Groesbeck*. Dans un puits à côté de
la précédente, dont elle diffère cependant.

Le *Tonnelet*, à une demi-lieue de la
Sauvenière. On y trouve deux sources,
le *premier* et le *second Tonnelet*; elles
sourdent dans des puits taillés dans des
schistes.

Le *Watroz*, dans une prairie marécageuse, entre la Sauvenière et les Tonnelets. Elle sourd dans un ancien puits; elle est presque abandonnée.

Quoique tant de sources minérales supposent un terrain où se trouvent enfouies diverses productions minéralogiques, car, comme dit Pline, *Tales sunt aquæ qualis terra per quam fluunt*, l'eau de la fontaine qui sert à la boisson, est de la plus grande pureté.

Propriétés physiques. Il est bon de faire observer que, pendant les saisons pluvieuses, les eaux qui filtrent à travers les terres, s'unissant à leurs sources, les rendent presque insipides, en délayant un peu trop leurs principes minéralisateurs : dans les temps chauds et secs, elles offrent les propriétés suivantes :

Pouhon. Claire, saveur acidule et ferrugineuse. Température 8°. R.; Poids spécifique 1,00098. Des bulles de gaz acide carbonique s'en dégagent, et il se forme un dépôt ocreux.

Géronstère. Froide, claire, odeur désagréable, goût ferrugineux et moins acidule que la précédente; exposée au contact de l'air, elle dégage du gaz acide carbonique, et dépose un sédiment roussâtre.

Sauvenière. Froide, claire, odeur qu'on dit sulfureuse et qui disparaît dès qu'elle est hors du puits; saveur acidule, agréable et moins ferrugineuse que la première. Par son exposition à l'air, dégagement de gaz acide carbonique et dépôt roussâtre.

Le *Groesbeck*, à peu de chose près les mêmes que la précédente.

Des *Tonnelets*. Froide, claire, légère, odeur sulfureuse, saveur acidule agréable et moins ferrugineuse que les précédentes. Exposée à l'air, il se dégage du gaz acide carbonique, et se forme un dépôt semblable aux précédens.

Watron. Peu gazeuse, froide, claire, saveur ferrugineuse et température variable.

Analyse chimique. Toutes ces diverses sources contiennent du gaz acide carbonique et du carbonate de fer. Plusieurs chimistes se sont livrés à leur analyse, et cependant, malgré tout leur mérite, leur travail laisse encore bien des choses à désirer. Un de ceux qui ont le plus contribué à l'étude des eaux minérales, Bergmann, a trouvé dans 100 livres d'eau:

Gaz acide carbonique, environ la moitié de leur volume.

Carbonate de soude cristallisé.	154 gr.	$\frac{6}{11}$.
———— de chaux..........	154	$\frac{6}{11}$.
———— de magnésie.....	363	$\frac{7}{11}$.
———— de fer..........	59	$\frac{2}{11}$.
Muriate de soude..........	18	$\frac{2}{11}$.
	750 gr.	$\frac{1}{11}$.

Un chimiste anglais, sir *Edwin God-*

den Jones, entreprit, en 1816, une nouvelle analyse des eaux de Spa, qui diffère de celle de Bergmann, par les proportions de ses principes constituans, et par l'alumine, la silice et le sulfate de soude que M. Jones dit y exister. Les talens et l'exactitude de *Bergmann* ne sauraient être révoqués en doute; d'où peut donc provenir une telle différence dans les résultats? il est à désirer que de nouvelles analyses soient faites sur les lieux, par quelque habile chimiste, afin de lever toute incertitude. Voici le résumé des analyses du docteur Jones. Chaque gallon d'eau, faisant 231 pouces cubes ou environ quatre pintes, contient :

POUHON.

Gaz acide carbonique. . . . . .262 pouces cubes.
Sulfate de soude . . . . 0 gr. 99
Muriate de soude. 1   16
Carbonate soude 2   25
———— de chaux. 9   87

Carbonate de magnésie. 1   80
Oxide de fer. 5   24
Silice 2   26
Alumine. . . . . o   25
Perte 2   94

GÉRONSTÈRE.

Gaz acide carbonique . . . . . 168 pouces cubes.
Sulfate de soude . . . . o   62
Muriate de soude. . . . . o   64
Carbonate de soude. 1   43
———— de chaux. 5   20
———— de magnésie 1   o5
Oxide de fer. . . . . o   94
Silice 1   40
Alumine. . . . . o   15
Perte. 1   o3
                                ——————————
                                 12 gr. 5o

SAUVENIÈRE.

Acide carbonique. . . . . . . 241 pouces cubes.
Sulfate de soude . . . . o   o5
Muriate de soude. . . . . o   25
Carbonate de soude. . . . . . . o   60

Carbonate de chaux. . . . . . .   o   5o

—— de magnésie . . . .   o   6o

Oxide de fer.   2   1o

Silice . . . .   o   4o

Alumine. . . . .   o   1o

Perte . . . .   o   9o

____

               8 gr. 5o

GROESBECH.

Gaz acide carbonique. . . . . 265 pouces cubes.

Sulfate de soude . . . . o   o5

Muriate de soude. . . . . o   15

Carbonate de soude . . . . . . o   3o

Carbonate de chaux 2   4o

—— de magnésie. . . . o   2o

Oxide de fer. 1   55

Silice . . . . o   6o

Alumine. . . . . o   1o

Perte. . . . . o   55

____

               5 gr. 9o

1ᵉʳ. TONNELET.

Gaz acide carbonique 28o

Sulfate de soude. . . . . o   o6

Muriate de soude.	o	15
Carbonate de soude.	o	20
——— de chaux	1	10
——— de magnésie. . . .	o	30
Oxide de fer.	2	70
Silice.	o	60
Alumine.	o	10
Perte	o	90
	6	11

Celle du petit Tonnelet contient 262 pouces carrés de gaz acide carbonique, et 3 grains 70 de matières fixes. Quant à celle de Watron, je n'ai pas cru devoir la rapporter. Il est aisé de voir qu'on peut appliquer, à ces analyses, ce que j'ai dit de quelques autres, que le gaz acide carbonique ne pouvait pas exister à nu conjointement avec l'alumine et l'oxide de fer.

Propriétés médicales. Tant sous le rapport de l'agrément, que sous celui de leurs vertus médicales, les eaux de Spa ont acquis une réputation européenne. *Henricus Abheers*, *Limbourg*, de *Presseux*, *Gilbert-Lymborch*, *Rye*, *Chrouet*, etc., ont contribué à les faire connaître. D'après le grand nombre d'observations qu'on a recueillies, ces eaux sont apéritives, rafraîchissantes et toniques. Elles sont très-utiles contre les écoulemens muqueux du vagin et de la matrice, les affections calculeuses des reins et de la vessie et les catarrhes chroniques de cet organe, la faiblesse des organes digestifs, les pâles couleurs, les engorgemens du foie, de la rate et du mésentère, la jaunisse, la mélancolie, l'hypocondrie, la paralysie et les épuisemens provenant de l'abus des plaisirs vénériens ou de la masturbation. Elles conviennent aussi dans l'hystérie, les fleurs blanches, la stérilité, le scorbut, la gravelle, la cachexie, les maladies vermineuses, les gonorrhées anciennes, l'écoulement trop abondant

des règles, le manque d'appétit, les coliques, le hoquet, les vomissemens par
faiblesse de l'estomac, les fièvres intermittentes anciennes, les démangeaisons
à la peau, etc.

Généralement parlant, les personnes
d'un tempérament robuste et dont l'estomac n'est pas trop irritable, doivent
faire usage de l'eau de Pouhon, qui se
trouve la plus médicamenteuse pour la
jaunisse, l'hypocondrie, les coliques néphrétiques, les règles trop abondantes,
les pollutions, les engorgemens des viscères, tels que le foie, la rate, etc., les
gonorrhées chroniques, et en lavemens
contre les vers ascarides. L'eau de Géronstère est plus convenable aux individus d'une constitution faible dans l'atonie de l'estomac, et les maladies qui en
sont la suite ; les suppressions menstruelles, les catarrhes pulmonaires chroniques, les vomissemens, la perte d'appé-

tit, l'hypocondrie, les affections hystériques, et dans la plupart des maladies des femmes. On attribue à cette eau, comme à la précédente, la propriété de prévenir les fausses couches. Limbourg regarde cette dernière comme la plus efficace contre le tœnia et les lombrics. L'eau de la Sauvenière tient un juste milieu entre les deux dont nous venons d'examiner les propriétés ; elle est plus spécialement employée contre le scorbut, la gravelle, les maladies de la peau et surtout contre la stérilité.

L'*eau de Groesbeck* partage les vertus de la précédente, mais elle est un peu plus active. Celles des *Tonnelets*, dit M. Patissier, servent aux délices et aux plaisirs des étrangers. On les coupe, à table, avec le vin, le sirop de framboise ou de groseille.

Administration. On doit prendre les eaux de Spa le matin, à jeun, froides, à

la dose de trois verres qu'on porte successivement jusqu'à quinze, sans jamais
dépasser ce point; on peut les couper avec
un peu de vin. Il arrive quelquefois
qu'elles portent à la tête, et qu'elles provoquent le priapisme, chez les sujets vi-
goureux qui en font un excès, mais ces
effets ne tardent pas à se dissiper. La
promenade favorise l'effet de ces eaux.

L'eau du Pouhon est celle qu'il convient le mieux de boire loin de la source,
parce que, lorsqu'elle est enfermée dans
des bouteilles bien bouchées, elle peut
s'y conserver plusieurs années.

Dans la phthysie pulmonaire, les maladies inflammatoires, l'apoplexie, l'épilepsie, les squirrhes invétérés, ainsi
qu'aux individus irritables, pléthori-
ques, etc., les eaux de Spa sont nuisibles.

13

EAU DE WALS.

BOURG du département de l'Ardèche, à huit lieues du Puy, et six de Viviers. On y compte six sources qui ont pour nom la Magdeleine, la Marie, la Marquise, la Dominique, la Saint-Jean et la Camuse.

Propriétés physiques. Froides, claires, saveur plus ou moins acidule et plus ou moins ferrugineuse. Par leur exposition à l'air, elles abandonnent du gaz acide carbonique, et déposent un sédiment ocreux.

Analyse chimique. MM. *Alibert, Bouillon-Lagrange* et *Patissier* indiquent une analyse de ces eaux, d'après laquelle elles contiendraient des carbonates de soude et de fer, du muriate de soude et des sulfates d'alumine et de fer. Mais cette analyse doit être considérée comme fausse, attendu que le carbonate de soude ne saurait exister dans une eau avec les sulfates de fer et d'alumine, sans se décomposer réciproquement, etc. Nous allons transcrire celle que M. Berthier a publiée dans les Annales de physique et de chimie. Sur une partie d'eau, il a trouvé :

Acide carbonique, quantité indéterminée.
Bicarbonate de soude ... 0 007157
Carbonate de chaux 0 000180
———— de magnésie... 0 000125
Peroxide de fer 0 000015
Hydrochlorate de soude . . 0 000160
Sulfate de soude. 0 000053
Silice. 0 000116

Tout porte à croire que le peroxide de fer était uni à de l'acide carbonique. On voit que M. Berthier a été bien plus

exact, en excluant de ces eaux les sulfates de fer et d'alumine, et que, par
conséquent, notre observation est juste.

Propriétés médicales. Le docteur Ma-
dié a publié un ouvrage sur ces eaux,
qui a beaucoup contribué à en faire connaître les propriétés. Ces eaux sont purgatives, apéritives, diurétiques et rafraîchissantes. Celles de la Camuse, de la
Magdeleine, de la Marquise et de Saint-
Jean sont très-recommandées dans les
fleurs blanches, les suppressions et l'é-
coulement trop abondant des menstrues,
les pollutions, les engorgemens des viscères abdominaux et les faiblesses d'estomac. On accorde à la Camuse des propriétés contre le scorbut. Celle dite la
Marie est vantée contre la stérilité, les
affections calculeuses, les maladies des
reins et de la vessie; la Dominique est
une des plus actives : elle est très-salu-
taire dans les diarrhées chroniques, les

hémorragies passives, et surtout dans les fièvres intermittentes rebelles.

Administration. A froid et à la dose de quatre verres le matin, à jeun, qu'on augmente graduellement jusqu'à quinze, tout au plus. Celle de la Dominique est de trois ou quatre verres pour les tempéramens ordinaires. A Wals, dit le docteur Patissier, on use de cette eau comme émétique, dans les maladies aiguës; elle tourmente beaucoup moins les malades que les autres vomitifs, et ses effets sont beaucoup plus puissans. Cette propriété émétique, ajoute-t-il, dépend du sulfate de fer. J'avoue que pour partager cette opinion, qui me paraît bien hasardée, il faudrait d'abord que M. Berthier y eût rencontré le sulfate de fer, et que les autres eaux minérales qui en contiennent, telles que celles de Passy, le fussent également.

13 *

Les eaux de Wals sont nuisibles aux individus d'un tempérament irritable, ainsi qu'aux phthysiques, aux hystériques et aux hypocondriaques.

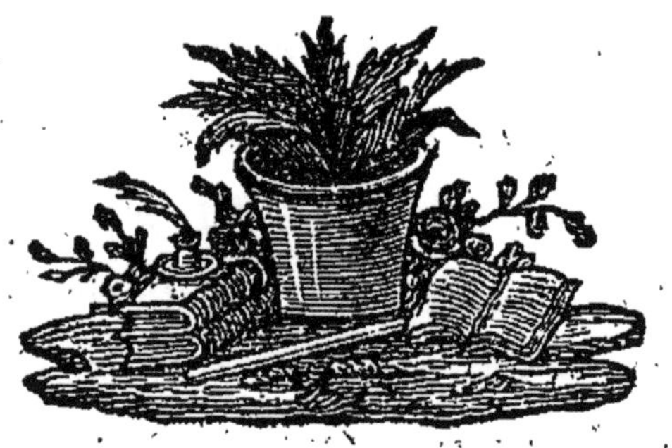

EAU DE VICHY.

Petite ville du département de l'Allier, à quinze lieues de Moulins et quatre-vingt-sept de Paris, dont les eaux minérales ont acquis une grande réputation, et font, comme dit fort bien M. Longchamp, la fortune et la richesse de la contrée. L'édifice thermal qui est près de la promenade, est dû à mesdames Adélaïde et Victoire, tantes du roi. Si le séjour de Vichy n'offre pas autant d'agrémens que celui de Spa, il n'en est pas moins remarquable par ses belles promenades, et la nombreuse et brillante société qu'on y trouve. Les sources de Vichy sont au nombre de sept : la *grande Grille*, le *petit Puits carré*, le *grand Puits carré*, le *petit Boulet*, *Lucas*, le gros *Boulet* et la *fontaine des Célestins* ou *du Rocher*.

Propriétés physiques. Claires, acidules, avec un arrière goût alcalin, dégageant constamment du gaz acide carbonique, notamment celles de la grande Grille, du petit Puits carré et des Célestins; odeur légèrement hépatique, surtout celles du gros Boulet et de la source Lucas. Je pense, comme le docteur Mossier, que cette odeur ne tient pas à la nature de ces eaux, et qu'elle est due à leur stagnation dans les réservoirs. M. Longchamp les a trouvées d'ailleurs inodores. Par le repos et leur exposition à l'air, de même que par l'effet de la chaleur, les eaux de Vichy déposent un sédiment ocreux, qu'on aperçoit également sur les parois des sources (1). Leur température est de :

___

(1) M. Longchamp attribue ce dépôt à du

Grande grille . . . .   32 à 34
Grand-puits carré ou des Barreaux.   36
Petit-puits carré, ou Chomel. . . .   36 1/2.
Gros boulet, ou fontaine de l'Hôpital   90
Petit boulet, ou fontaine des Acacias.   23
Fontaine des Célestins. . . . .   17 à 18

M. Pâtissier, à qui j'ai emprunté ces résultats, n'indique point si ces degrés de température sont évalués d'après le thermomètre de Réaumur, ou centigrades. Nous croyons cependant devoir les rapporter à l'échelle de Réaumur, d'après la température de 45°. c., indiquée par M. Berthier, pour celle du grand Puits.

Voici celles qui ont été données par M. Longchamp.

----

sous-carbonate de chaux, uni à un peu de matière végétale, provenant d'une matière qui, au bout de vingt-quatre heures, vient nager sur l'eau, et qui est probablement la substance verte analysée par M. Vauquelin.

Grande grille. . . . . 39 18 c.
Grand bassin. 44 88
Petit-puits Chomel. 39 26
Hôpital 35 25
Acacias 27 25
Célestins 19 75

Analyse chimique. Plusieurs chimistes distingués, tels que MM. *Geoffroy, Lassone, Mossier, Berthier* et *Puvis, Longchamp* et *Vauquelin,* se sont livrés à l'analyse de ces eaux ; ce dernier a fait connaître, dans le Journal de Chimie médicale, une substance verte, d'une nature particulière, qu'on y a trouvée.

M. Longchamp a reconnu, dans 4000 gram. d'eau de la grande Grille :

Gaz acide carbonique. 3 7734
Bicarbonate de soude. 19 9258
Bicarbonate de chaux. 1 3993
Bicarbonate de magnésie. 0 3397
Carbonate de fer. 0 0503

Hydrochlorate de soude 2   2803
Sulfate de soude. 1   8900
Silice . . . . o   2944
Et des traces d'une substance végétale.

Dans 4000 du grand bassin des bains :

Acide carbonique libre. . . . .   4 g. 2399
Carbonates { de soude 19   9258
            { de chaux 1   3719
            { de magnésie . . . . . .   o   3467
Muriate de soude.   2   2803
Sulfate de soude.   1   8900
Oxide de fer. . . . .   o   0266
Silice. . . . .   o   2905

Dans 4000, source petit Puits carré ou
Chomel :

Acide carbonique libre.   3   9592
Carbonates { de soude 19   9258
            { de chaux 1   3985
            { de magnésie . . . . . .   o   3407
Muriate de soude   2   2803
Sulfate de soude.   1   8900
Oxide de fer. . . . .   o   0123
Silice. . . . .   o   2885

Dans 4000 de l'Hôpital :

Acide carbonique libre		3	9176
Carbonates { de soude		20	2054
{ de chaux		2	0894
{ de magnésie.......		0	3807
Muriate de soude		2	1705
Sulfate de soude...............		1	6810
Oxide de fer...................		0	0080
Silice........................		0	1911

Dans 4000 des Acacias :

Acide carbonique libre...........		5	1450
Carbonates { de soude		20	2054
{ de chaux		2	2675
{ de magnésie.......		0	3886
Muriate de soude..............		2	1705
Sulfate de soude..............		1	6810
Oxide de fer..................		0	0680
Silice.......................		0	2040

Dans 4000 de celle des Célestins :

Acide carbonique libre..........		4	4582
Carbonates { de soude		21	2961
{ de chaux		2	4414
{ de magnésie.......		0	2910

Muriate de soude	2	3162
Sulfate de soude..............	1	1018
Oxide de fer.................	o	0237
Silice	o	4525

Je n'admets point, dans ces analyses, comme M. Longchamp, l'oxide de fer libre, en même temps que l'acide carbonique, à cause de l'affinité qu'ont cet acide et cet oxide, pour s'unir et former un carbonate qu'un excès de cet acide doit tenir en dissolution dans l'eau. Il peut se faire que ce soit aussi l'opinion de ce chimiste, et qu'il ait cru qu'il suffisait d'indiquer les portions d'oxide de fer, pour faire connaître celles de son carbonate.

J'ai déjà parlé d'une matière verte qui se forme sur l'eau minérale de Vichy; M. Darcet en a recueilli lui-même à la fontaine de l'Hôpital, et en a fait la remise à M. Vauquelin, qui l'a analysée avec ce talent et cette précision qu'il ap-

14

porte dans toutes ses opérations (1).
Cette matière est en partie liquide et
en partie solide. La partie liquide présente un phénomène singulier; sa cou-

---

(1) M. Longchamp pense que cette substance,
à laquelle il donne le nom de Barégine, existe dans
toutes les eaux thermales, et que, lorsque ces eaux
sont contenues dans de vastes bassins ouverts qui laissent un libre accès à l'air et à la lumière, elles offrent
une matière verte, qui est de la barégine altérée. Par
ces raisons, ce chimiste considère cette substance
verte comme étant végétale par son organisation,
et animale dans sa constitution organique; la dénomination de matière *végéto-animale*, dit-il, lui
convient donc parfaitement bien. La barégine,
telle que l'a décrite M. Longchamp, se colore d'a-
bord à l'air très-légèrement, et puis elle passe au
vert tendre; dans cet état, elle a l'apparence du
protoxide de fer, pour lequel on l'a souvent prise;
en se desséchant, elle devient jaunâtre, et sert à
mieux accréditer cette erreur. Ce chimiste n'admet
pas l'opinion de M. Vauquelin, sur cette matière

leur est verte par transmission, et rouge pourpre par réflexion. Elle colore le papier en vert, lequel passe peu à peu au bleu : les alcalis modifient cette couleur, et les acides faibles la rétablissent. Elle n'offre point d'alcalinité sensible; les acides la coagulent en flocons gélatineux, d'un bleu verdâtre, solubles dans le sous-carbonate de potasse, auquel ils communiquent une couleur purpurine, et d'où ils sont précipités en bleu magnifique par l'acide nitrique; l'alcool coagule aussi cette solution alcaline. Une chaleur de 65°. R. coagule la liqueur verte. Si on la porte à l'ébullition, elle devient jaune. Ce savant chimiste a reconnu, dans cette matière, du soufre et

---

verte, qu'il croit lui avoir été remise dans un état d'altération ; au reste, il se propose d'examiner, dans un mémoire particulier, cette substance, à laquelle il conserve le nom de Barégine.

des acétates de chaux et de soude. Il pense que ces sels n'existent pas tout formés dans l'eau de Vichy, et qu'ils avaient été produits par une altération de la matière. On voit, par ce qui précède, que la matière verte est très-fugale, puisque la chaleur de l'eau bouillante suffit pour la détruire. Il est évident qu'elle n'a point de couleur, lorsqu'elle est dissoute dans l'eau minérale, ce n'est donc qu'après sa séparation, et par le contact de l'air, qu'elle en acquiert une. Il paraît qu'elle y doit sa solution au sous-carbonate de potasse.

La matière solide lavée est en partie soluble, dans la potasse caustique à laquelle elle communique une teinte jaune; le sous-carbonate de potasse la dissout aussi. Les acides la précipitent de la première en brun, et en bleu de la seconde. Le résidu de ces solutions a donné à M. Vauquelin :

Matière organique. o, 16.
Carbonate de chaux.
Alumine.
Oxide de fer.

On trouve trois substances dans cette matière; l'une bleue, qui se coagule par la chaleur et les acides; l'autre jaune, se dissolvant dans l'eau bouillante, d'où on la précipite par l'alcool et la noix de Galles; et la troisième n'est point précipitée par ces agens, mais par l'infusum astringent.

Il est vraisemblable, dit ce chimiste, que ces substances ne sont que des états différens de la même matière originelle ; l'état où elle présente le moins d'altération, est celui de la couleur verte ; le plus avancé est lorsqu'elle est soluble dans l'alcool. Cette substance animale se rapproche beaucoup de l'albumine. Cette nouvelle matière, découverte dans l'eau de Vichy, démontre qu'il est impossible

14 *

à l'art d'imiter parfaitement ces eaux minérales.

Propriétés médicales. Claude Mareschal, Fouet, Chomel, Desbret, François Lerat, Lucas, Jolly, de Brieude, etc., ont publié des observations très-intéressantes sur ces eaux. Les nombreuses cures qu'elles ont opérées, leur ont acquis une grande célébrité. On peut regarder les eaux de Vichy comme apéritives, fondantes, stomachiques, toniques, et propres à combattre, avec succès, les maladies chroniques, dont le siége est dans les viscères du bas-ventre, ainsi que celles du foie, de la rate, de l'estomac et des parties adjacentes. On les emploie en bains, en douches et en boisson. Leur usage, en bains, ne date pas de long-temps. Comme leur température, du moins celle des puits carrés, est trop élevée, on les coupe avec l'eau de la rivière. Elles produisent de très-bons effets

contre les pâles couleurs, les fleurs blanches, les irrégularités de la menstruation,
les maladies qui surviennent à leur ces-
sation, les paralysies, les ankiloses, les
engorgemens des articulations, la goutte,
les rhumatismes anciens, les scrophules,
les affections nerveuses provenant des
hypocondres, les coliques hépatiques,
en un mot, les affections morbifiques
que nous allons signaler en parlant de
leurs effets en boisson.

En *Boisson*. Elles possèdent des vertus
bien constatées contre les maladies des
reins et de la vessie, les désordres de
l'estomac, les vomissemens, à moins
qu'ils ne soient dépendans d'une tumeur
squirrheuse ou d'une lésion organique;
le chlorose, les fleurs blanches constitutionnelles, les fièvres intermittentes rebelles, les coliques néphrétiques, quelques exanthèmes chroniques, reconnaissant pour cause les altérations des viscères

abdominaux, les concrétions biliaires, la gravelle, les obstructions du bas-ventre, etc., etc.

Un des effets remarquables de l'usage de ces eaux, c'est de donner aux urines un caractère alcalescent; M. Darcet s'est convaincu qu'elles le conservent long-temps après en avoir cessé l'emploi (1).

Il est quelques-unes de ces sources qui ont une application particulière. Ainsi celle de l'Hôpital est employée plus spé-cialement contre ce qu'on appelle les *laits répandus*, les *dépôts laiteux*, la *péri-tonite puerperale chronique* et les autres maladies qui surviennent après les cou-ches. Elles sont également utiles contre les crampes d'estomac, les coliques ner-veuses, les rhumatismes articulaires, etc. Celles de la grande Grille, contre les obstructions. Celle des Acacias produit

____

(1) Longchamp, analyse des eaux de Vichy.

de bons effets contre les tumeurs scrophuleuses et les engorgemens mésentériques; celle du Puits carré, dans les catarrhes pulmonaires, reconnaissant pour cause une affection sympatique de l'estomac, et contre les toux que laissent à leur suite les pleurésies bilieuses. Dans ces cas, M. Lucas, cité par M. Patissier, recommande de couper ces eaux avec l'eau gommée.

Administration. Il est aisé de voir que la dose à laquelle on doit prendre ces eaux, de même que les précédentes, doit être relative à l'âge, à la constitution des individus, ainsi qu'à leur état. Le plus souvent elle est d'une à deux pintes à boire par verres, dans toute la matinée. Les personnes qui ont un tempérament délicat les coupent, soit avec le petit lait, soit avec le sirop de gomme ou bien avec quelque infusion mucilagineuse. Ces eaux ne sont ni purgatives, ni sudorifiques, du moins en boisson ; elles paraissent diriger leur action vers les urines. Celles de la source des Célestins sont prises quelquefois comme un moyen préparatoire pour l'emploi des autres, qui sont plus énergiques.

Ces eaux se conservent long-temps par le transport ; celles qu'on expédie de préférence, sont les sources de la grande Grille et de l'Hôpital.

Quelques médecins les regardent comme étant nuisibles aux personnes délicates et maigres, ainsi qu'à celles qui sont atteintes du scorbut ou de maladies de poitrine.

Médecin inspecteur, M. *le docteur* Lucas.

Outre ces eaux, qui sont le plus généralement employées, il en est quelques autres très-usitées dans le midi de la France. Ceux qui se rendent aux bains, ont aussi pour coutume de boire le matin à jeun plusieurs verres de l'eau minérale qu'ils doivent prendre en bain, afin d'en seconder les effets. Les principales eaux dont on fait usage dans le midi de la France, outre celles que nous avons déjà indiquées, sont celles de Absac ou Availles, de Molitx, de Rennes, de Rieu-Majou, de Sylvanès et d'Yeuset. Nous avons cru qu'un coup-d'œil sur celles de mer ne serait pas déplacé.

Nous allons donner une idée de ces eaux.

EAU D'ABSAC

ou

D'AVAILLES.

SITUÉES dans le département de la Charente ; connues avantageusement depuis 1771. Froides, claires, inodores, gazeuses et salines. M. Henry, chargé par l'Académie royale de médecine de leur analyse, les a trouvées composées, sur chaque 100 grammes, de

Acide carbonique libre ogr.o47
Air atmosphérique, à $\frac{21}{100}$
   d'oxigène............... o o18
Sulfate de chaux.......... o 20
Hydrochlorate de chaux.... o 6ı
——— de magnésie.. o o7
——— de soude humide 2 35 et sec 2,25

Sous-carbonate de chaux.... 0   20
——————— de magnésie ,
              de traces.... 0   04
Silice...................... 0   04
Oxide de fer, évalué à...... 0   001
Matière organique.......... 0   019
Perte...................... 0   085

VERTUS.

Ces eaux sont diurétiques et purgatives ; on les regarde comme propres au traitement des fièvres quartes, des obstructions des viscères du bas-ventre, du foie et du mésentère, ainsi que pour combattre les fleurs blanches, la stérilité, les rétentions des voies urinaires, les pâles couleurs, etc.

Administration. Le matin, à jeun, deux verres d'abord à une heure d'intervalle ; on en porte successivement la dose jusqu'à deux pintes.

Un dépôt de ces eaux va être établi, à Paris, chez M. GUITEL.

15

EAU DE MER.

L'eau de mer, par le nombre et la proportion des élémens chimiques qui la composent, mérite d'occuper un rang distingué parmi les eaux salines naturelles, même les plus énergiques. La médecine ne pouvait donc manquer de mettre à profit ce moyen efficace, soit pour conserver la santé, soit pour combattre les maladies; aussi l'usage hygiénique et thérapeutique des bains de mer remonte-t-il aux temps les plus reculés. Sans parler des allégories mythologiques de l'ancienne Grèce, nous trouvons dans les monumens historiques de Rome, des preuves non équivoques de l'emploi qu'on en faisait. Musa, au rapport de

Suétone, opéra, par ce moyen, une guérison mémorable sur la personne d'Auguste; selon le même historien, Néron, voulant ajouter un nouveau degré de magnificence à son palais des *Thermes*, y fit aborder à grands frais les eaux de la mer. Mais c'est sur-tout à nos auteurs de médecine qu'on pourrait emprunter de nombreuses autorités. Hippocrate prescrivait souvent l'eau de mer, à titre de purgatif. Celse en a décrit les propriétés avec son élégance accoutumée; et il paraît, d'après le passage suivant, que du temps de Pline les médecins en faisaient usage : *aquam maris efficaciorem discutiendis tumoribus putant medici quidam, et quartanis dedère eam bibendam in tenesmis.* Nous bornerons là ces citations, bien que d'autres auteurs recommandables aient également conseillé l'eau de mer comme moyen prophylactique et curatif.

En France, quoique personne ne conteste l'efficacité de l'eau de mer, peu de médecins en prescrivent l'usage. Cette indifférence pour un des moyens curatifs les plus puissans paraît tenir au peu de soin qu'on a eu jusqu'ici de recueillir, sur les lieux, les observations propres à constater ses véritables propriétés. En effet, aucun auteur de notre nation n'a traité, *ex professo*, ce point important de thérapeutique, et, au lieu de faits cliniques bien observés, on ne trouve, dans la plupart des ouvrages, que des idées vagues, générales et d'une application difficile aux cas particuliers. C'est encore là ce qui explique pourquoi le petit nombre de nos établissemens appropriés à l'emploi de l'eau de mer sont restés dans l'oubli ou n'ont obtenu, jusqu'à ce jour, qu'une réputation locale et peu étendue.

Il reste donc beaucoup à faire, tant pour propager l'usage d'un remède qui

peut être réellement utile , que pour déterminer avec précision les cas qui en
réclament l'emploi. Tel est le but que
s'est proposé M. le docteur Mourgué dans
son Journal des Bains de Dieppe, et nous
aimons à convenir que nous en avons,
en grande partie, extrait ce que nous
venons d'exposer.

En Angleterre, toutes le villes mari-
times de quelqu'importance possèdent
des bains de ce genre, et le soin qu'on
apporte à tout ce qui peut en faciliter
l'usage, prouve assez le prix que nos voi-
sins y attachent. C'est là, en effet, qu'ils
paient leur tribut à la mode, tandis qu'on
court chez nous aux eaux thermales les
plus vantées. Mais observons bien que
les bains de mer ne sont pas pour les habitans de la Grande-Bretagne un simple
objet de distraction : dans ces lieux, em-
bellis à grands frais, ils trouvent encore
le remède d'une foule de maux et le pré-

servatif le plus certain des affections catarrhales que fait naître leur climat humide et brumeux. D'après ces faits, les
eaux de mer méritent de tenir un rang
distingué parmi les eaux minérales.

Un grand nombre d'analyses en ont été
entreprises, et presque toutes présentent
des variations dans leurs résultats. Cependant, les principales substances qu'on y a
reconnues généralement sont les hydro-
chlorates de soude et de magnésie, les sulfates de ces deux bases, et quelquefois leurs
carbonates, ainsi que le sulfate de chaux,
etc. Quelques chimistes avaient annoncé,
sans en donner cependant une preuve
évidente, le mercure dans les eaux de
mer ; cette même opinion vient d'être
encore émise par M. Bode, dans l'*Alge-
mene konst en letter*, janvier 1823. M.
Kruger a trouvé l'iode dans l'eau-mère de
la saline de Sultz, ce qui me porte à croire
que dans les parages où il croît beaucoup

de fucus, l'eau de mer pourrait bien en contenir. On ne connaissait dans cette eau que la présence de la soude, le docteur Marcet y a annoncé celle de la potasse pour $\frac{1}{2000}$, ainsi que celle de l'ammoniaque ; c'est par ce travail que ce savant a terminé son honorable carrière. Voici comme il écrivait à ce sujet à M. Prévost, le 4 août 1822, deux mois avant sa mort : « Depuis quelque temps je m'étais attaché principalement à examiner l'eau de mer, pour voir si elle contenait du mercure, comme l'avaient avancé quelques chimistes ; mais tandis que je n'en trouvais pas la moindre trace, j'y découvris l'ammoniaque dans des proportions sensibles. »

Les principes constituans et le poids spécifique des eaux de mer varient suivant qu'on les prend à la surface ou à une plus ou moins grande profondeur ; suivant Bergmann, elles n'ont

une saveur amère que lorsqu'elles sont
puisées à la surface ou sur le rivage, tandis-
que celles qui sont prises à de grandes
profondeurs ne sont que salées. D'après
Bladh, elles contiennent moins de principes que vers les tropiques. Monnet,
Bergmann, Baumé et Lavoisier, se sont, les
premiers, occupés de leur analyse.

D'après les recherches de Bladh et de
Kirwan, les proportions des substances
salines, dans les eaux de mer, varient de
0,034 à 0,04, mais Tomson croit qu'on
peut les porter à 0,036. L'hydrochlorate
de soude est le principe dominant; il s'y
trouve en quantités différentes. L'eau de
l'Océan est en général plus salée dans
l'hémisphère boréal que dans le méri-
dional. Le poids spécifique de cette eau,
pris à l'équateur, est plus grand que celui
de celle de l'hémisphère boréal, et moindre que celui de celle de l'austral. La
différence des longitudes n'influe pas

sensiblement pour en faire varier la densité. Bladh pense qu'elle varie suivant les latitudes. Ce physicien a fait une infinité de recherches sur le poids spécifique des eaux de mer et en a tracé une table réduite par Kirwan à la température de 16, 16 centimètres, au moyen de laquelle on peut reconnaître le poids spécifique de toutes ces eaux. Mais l'eau est d'autant plus salée qu'elle est prise plus profondément. MM. Gay-Lussac et Despretz ont trouvé que

La densité la plus faible de l'eau
de l'Océan était   1,0272,
la plus grande   1,0297,
la moyenne   1,0286 à 8 cent.
et que les plus petites quantités de sel étaient sur 100 parties d'eau   3,48,
les plus grandes   3,77,
la moyenne de leurs expériences   3,63.

Les petites mers sont moins salées que les grandes, aussi l'Océan l'est plus que la Méditerranée, les mers Noire et Caspienne. Thomson assure que la salure des eaux de la Méditerranée est au moins égale à celle de la mer Baltique. Le docteur Marcet a publié un mémoire très-intéressant sur l'eau de mer (1), dans lequel il démontré, par ses observations et celles de Phipps, Ross, Parry, Sabine, Saussure, Ellis et Perron, que, dans la Méditerranée et les mers tropiques, la température de l'eau est d'autant moins forte qu'on descend plus profondément, tandis qu'elle augmente au contraire dans les mers arctiques. Ce phénomène fut annoncé pour la première fois par M. Scoresby, et bientôt confirmé par M. Fisher et MM. les lieutenans Franklin et Beechy.

______

(1) *Philos. trans.* 1819, et *Edim. phlios. journal.* vol. II.

L'eau pure à +4 degrés de Réaumur se trouve à son maximum de densité, au lieu que celle de l'eau de mer continue jusqu'à — 4, $\frac{4}{9}$ R ; au-dessous elle se dilate, et se congèle à 6 $\frac{2}{9}$.

Analyse chimique. De toutes les eaux minérales qu'on trouve dans la nature, l'eau de mer est, sans contredit, la plus riche en principes salins. Dans le voisinage des côtes elle peut être regardée comme un corps hétérogène, puisqu'on y trouve, outre les matériaux qui en font partie intégrante, un nombre infini de particules végétales et animales qui la disposent à une prompte décomposition. On sait que l'eau de mer ne peut se conserver long-temps, même à l'abri du contact de l'air, et qu'elle se putréfie aussi promptement que l'eau douce.

La proportion des principes constituans de l'eau de mer varie, comme la plupart de ses qualités physiques, suivant les latitudes, la chaleur atmosphérique produisant une évaporation plus ou moins considérable, etc. Cependant il importe beaucoup, pour administrer cette eau à l'intérieur, d'en connaître exactement le degré de saturation. On se tromperait grandement, par exemple, en ingérant dans l'estomac, et aux mêmes doses, l'eau prise sur les côtes de la Normandie, qui contient environ quatorze grammes de sels, et celle de la Méditerranée, qui en renferme près de soixante-quatre grammes par demi-litre. En attendant que nous ayons plusieurs bonnes analyses, nous nous bornerons à citer les suivantes, sans en garantir l'exactitude :

ANALYSE COMPARATIVE.

Eau de l'Océan.	gr.	c.	*Eau de la Méditerranée.*	gr.	c.
Mille grammes de cette eau ont donné :			Mille grammes de cette eau ont donné :		
Muriate de soude.	25	10	Muriate de soude.	25	10
—— de magnésie. . .	3	50	—— de magnésie . .	5	25
Sulfate de magnésie . . }	5	78	Sulfate de magnésie. . . .	6	25
Carbonate de chaux . . }			Carbonate de chaux . . }	0	15
—— de magnésie. .	0	20	—— de magnésie. }		
Sulfate de chaux.	0	15	Sulfate de chaux	0	15

L'analyse des eaux de la mer Baltique fournit les mêmes résultats, à cela près qu'on y trouve une légère proportion de sulfate de soude (1). Ce dernier sel existe également dans l'eau de l'Océan prise à cinq ou six lieues des côtes de la Bretagne, comme le prouve l'analyse suivante, consignée dans la *Dissertation sur l'Hygiène Navale*, de M. Billard fils :

Une livre de cette eau a fourni :

	gr.	déc.
Muriate de chaux....................	12	0
Sulfate de chaux....................	»	4 $\frac{1}{2}$
Sulfate de soude....................	»	1 $\frac{1}{2}$
Sulfate de magnésie....................	»	13 $\frac{1}{2}$
	14	1 $\frac{1}{2}$

Outre ces principes, qu'on doit regarder comme élémens essentiels de l'eau de mer, elle contient un volume indé-

_____

(1) Ce sel n'existe réellement qu'en très-petite quantité dans les eaux de mer.

terminé de gaz acide carbonique et une matière extractive à laquelle on attribue son goût nidoreux. Les uns voient l'origine de cette substance dans le charbon de terre ; les autres la font dépendre de la décomposition des corps marins organisés. Quoi qu'il en soit de ces diverses opinions, l'existence de cette matière animale a été mise hors de doute par les expériences de Deslandes et Fourcroy.

Propriétés médicales. L'eau de mer, dit M. le docteur Mourgué, dans son intéressant ouvrage sur les bains de Dieppe, soit qu'on l'administre à l'intérieur ou en bains, laisse, comme tous les moyens curatifs énergiques, pour préciser les cas où elle convient, une espèce de vague que des connaissances suffisantes en médecine peuvent seules dissiper. L'eau de mer n'est point une panacée ; dans un grand nombre d'affections morbifiques, elle produit les plus heureux effets, tandis que dans beaucoup de cas, elle peut être dangereuse; il en est de même de son usage immodéré. Il faut donc avoir égard à l'âge, au sexe, à l'idiosyncrasie des sujets et à la nature de la maladie. Si l'on veut faire de cet énergique moyen, un usage rationel, c'est au médecin à en régler l'emploi.

L'eau de mer, prise à l'intérieur, peut être considérée comme purgative, désobstruante et tonique. Elle convient dans la chlorose, les fleurs blanches, les suppressions menstruelles, les engorgemens des viscères abdominaux, la paralysie, et, en la coupant avec parties égales d'eau, dans presque tous les cas où celles de Balaruc sont indiquées.

Administration. On doit la prendre le matin, à jeun, à la dose de trois ou quatre verres, comme purgative. Cette eau exige souvent d'être coupée avec parties égales d'eau pure; on peut aussi l'allier aux vins blancs mousseux, qui lui ôtent en grande partie sa saveur nauséabonde. A l'instar des Anglais, on a établi à Dieppe, un très-bel établissement pour y prendre les bains, qui y attire annuellement un grand concours de malades, ainsi que S. A. R. Madame, duchesse de Berry; la direction médicale en est confiée à M. le docteur Mourgué, membre associé de l'Académie royale de médecine.

EAU DE MOLITX.

La grande chaîne de montagnes, connue sous le nom de Pyrénées, décrit
une ligne presque droite et s'étend de
l'Océan à la Méditerranée. Les Pyrénées
se composent, tant du côté de l'Espagne
que de celui de la France, de plusieurs
rangs de montagnes qui suivent la même
direction, et qui s'élèvent graduellement
jusqu'à la crête qui leur sert de point de
démarcation. Après les Alpes, elles sont
les plus élevées de l'Europe. Les Pyrénées forment la limite des deux royaumes précités. Elles se divisent en Orientales et Occidentales; les premières appartiennent au département des Pyrénées-Orientales et séparent le Roussillon

16 *

de la Catalogne. Il n'est peut-être pas en France de contrée plus riche en productions naturelles. La partie moyenne est entourée de sources d'eaux sulfureuses, dont quelques-unes offrent des établissemens thermaux très-fréquentés par les Français et même par les Espagnols. De ce nombre sont les bains de *Molitx*, *Arles*, *Vernet*, *la Preste*, *Nossa*, *Olète*, *Nyer*, et des *eaux chaudes* de la Cerdagne française, connues sous le nom de *las caldas*.

Les quatre premières sources sont les plus usitées, et sur-tout celles de Molitx. Je les ai presque toutes parcourues, et je me suis convaincu que leur nature hépatique était due à l'acide hydro-sulfurique, et, qu'à l'exception de l'acide carbonique, d'un peu d'azote, et de quelques substances salines, elles ne contenaient presque aucun autre principe. C'est en vain que j'y ai cherché l'iode annoncé par M. Cantu, dans celles du Piémont.

Molitx est un petit village peu considérable du conflent, à une lieue nord-est de Prades, et situé, ou pour mieux dire enclavé dans une gorge de montagnes très-resserrées, faisant partie du Canigou.

On y distingue trois sources.

Propriétés physiques. Les eaux de ces trois sources sont claires, incolores, d'un goût et d'une odeur hépatique très-prononcée. Elles charient quelques glaires qui, séchées sur le papier, brûlent en répandant cette odeur suffocante qui caractérise l'acide sulfureux.

La température de l'eau du bassin, qui se distribue dans les baignoires et que je désignerai

par N°. 1, est.................... à 29 » R.

Celle du second bassin, par N°. 2, à 22 »

Celle de Mamet................ à 28 »

Analyse chimique. Je suis le premier

qui me suis livré à l'examen chimique de cette eau ; le résultat de mon travail, qui a paru dans les Annales de chimie et les Annales cliniques de Montpellier, donne pour chaque litre ,

Gaz acide hydro-sulfurique $\frac{1}{4}$ du volume de l'eau.

— acide carbonique................ $\frac{1}{2}$ volume.

Hydrochlorate de soude .... o gram. 19

Sulfate de soude............... o   o52

Carbonate de soude............. o   14

——— de chaux .... o   oo1

Silice......................... o   o85

Perte......................... o   o43

Propriétés médicales. Une longue suite d'observations, recueillies par les médecins du Roussillon, a constaté leurs vertus contre les maladies cutanées et toutes celles qui sont combattues, avec succès, par les eaux de Barèges, de Bonnes, etc. Ces eaux sont très-usitées en boisson. On les prend à jeun, de quart d'heure en quart d'heure. La dose est de trois à six verres : on peut les couper avec le lait.

EAU DE RENNES.

Les bains de Rennes, connus jadis sous le nom de bains de Montferrand, sont situés dans le 4e. arrondissement du département de l'Aude, au ci-devant diocèse d'Alet, à six lieues sud de Carcassonne, quinze sud-ouest de Narbonne, trois sud-est de Quillan, et trois nord-ouest de Caudiez.

Le village des bains est dans une gorge de montagnes très-resserrées, allant du sud au nord, et perpendiculaire à l'horizon. On y trouve cinq sources, dont quatre alimentent les bains; la cinquième est connue sous le nom d'eau du Cercle; c'est celle qui est très-employée en boisson.

Propriétés physiques. Froides, claires, odeur caractéristique des eaux ferrugineuses, goût styptique et acidule, déposant, par leur exposition à l'air ou par l'action du calorique, un sédiment ocreux, qu'on trouve aussi au fond de la source et du ruisseau qui en émane.

Analyse chimique. M. Reboulh et moi, sommes les seuls qui nous sommes occupés de l'analyse des eaux de Rennes; les deux mémoires que nous avons donnés sur ces bains, ont été insérés dans les Annales de chimie et le tome IV de l'Histoire de la Société de médecine pratique de Montpellier. D'après notre analyse, 40 kilogrammes d'eau du Cercle contiennent :

Gaz acide carbonique....... 17 centimètres c.
Muriate de magnésie........ 8 grammes.
Sulfate de magnésie........ 6
—— de chaux........... 5
Carbonate de chaux......... 2

Carbonate de magnésie...... 3
———— de fer.......... 6
Silice et perte........... 2
____
32 grammes.

Propriétés médicales. Les vertus de l'eau du Cercle sont constatées par de nombreux succès. Elles doivent être rangées parmi les eaux acidules ferrugineuses les plus énergiques, et remplacer avantageusement les eaux de *Spa, Forges, Pyrmont, Aumale, Pougues*, etc. Elles sont rafraîchissantes, toniques, désobstruantes, diurétiques et anti-spasmodiques. Elles conviennent dans les suppressions menstruelles, le relâchement de la fibre, et les fièvres invétérées. En général elles produisent de bons effets dans les affections pituiteuses, les engorgemens lymphatiques, la chlorose, lorsque ces maladies ont parcouru les périodes d'irritation et d'inflammation, et que la nature a besoin d'un fondant tonique et apéritif, pour rétablir ses mouvemens critiques et l'équilibre des forces vitales. Cette eau est recommandée aussi aux tempéramens pituiteux, qui se plaignent d'inappétence, de langueur d'estomac, de vomissemens chroniques, etc.

Administration. Le matin, à jeun, un verre toutes les demi-heures. La dose est de trois à six verres; on peut les couper avec le vin et en faire sa boisson habituelle dans quelques circonstances. Voy. à ce sujet ma dissertation sur les eaux minérales de Rennes.

EAUX DE RIEU-MAJOU.

Les eaux minérales de Rieu-Majou (1) n'ayant jamais été annoncées, ni analysées par aucun chimiste, quoiqu'elles

______

(1) Elles dépendent d'une métairie à laquelle elles ont donné leur nom.

soient employées depuis long-temps dans l'arrondissement de St.-Pons et autres lieux, je n'aurai point à parler de leur histoire. Je ne pourrai pas non plus profiter des données d'aucun auteur, ce qui rendra mon travail beaucoup plus pénible. Ce ne sera que d'après mes seules expériences que j'établirai la connaissance de leurs principes minéralisateurs.

Les eaux de Rieu-Majou sont situées dans le département de l'Hérault, au sud de la Salvétat, dans un vallon très-étroit, distant de demi-lieue de cette ville, et à environ cent vingt pas d'une petite rivière appelée l'Agoust. Elles sortent en abondance de divers points d'une prairie qui tapisse le coteau. Toutes n'ont pas la même saveur. Celles que j'ai analysées m'ont paru les plus chargées; elles ne sourdaient que depuis trois mois. Les diverses sources laissent un dépôt rougeâtre que j'examinerai dans la suite.

17

Propriétés physiques. La température constante de ces eaux est de dix degrés au thermomètre de Réaumur; elles ont un goût très-piquant, acidule et ferrugineux, et laissent échapper continuellement des bulles de gaz acide carbonique; le calorique favorise ce dégagement en opérant un précipité roussâtre. Par leur exposition à l'air, on obtient les mêmes résultats; dans ces deux cas, elles perdent leur goût piquant et acidule.

Analyse. J'ai entrepris l'analyse de ces eaux, que je me propose de faire connaître dans un mémoire particulier. Je vais me borner à en publier ici les résultats.

15 kilogrammes d'eau minérale de Rieu-Majou contiennent en dissolution 405 pouces cubes de gaz acide carbonique libre, faisant environ la moitié de l'eau, et pesant, d'après Lavoisier;

14,gr.811 in.

Hydrochlorate de magnésie   1,   274
———— de chaux   0,   956
———— de soude   0,   532
Carbonate de magnésie   6,   264
———— de chaux   5,   946
———— de fer   4,   460
Snbstance siliceuse et perte   0,   212
                               34,   465

15 gram, 2966 de la substance ocreuse que déposent les eaux minérales de Rieu-Majou, en sortant de la source, donnent par l'analyse chimique,

Carbonate de magnésie . . . . . .   5 gr. 7365
———— de chaux   4,   8330
———— de fer   4,   0895
Substance siliceuse et perte   0,   0637
                               15,   2960

Propriétés médicales. Les eaux minérales de Rieu-Majou, d'après leurs principes constituans, doivent être rangées parmi les eaux acidules et ferrugineuses les plus énergiques, comme celles de Spa, Pougues, Pyrmont, etc. Prises à l'extérieur, elles sont en conséquence rafraîchissantes, diurétiques, antispasmodiques; elles peuvent convenir dans les obstructions des viscères, les relâchemens de la fibre, les suppressions menstruelles, la chlorose et les fièvres invétérées.

Administration. Ces eaux doivent être bues le matin à jeun, à la dose de trois à six verres, à prendre de quart d'heure en quart d'heure. On peut les couper avec le vin, ce qui les rend beaucoup plus agréables. Pour les poitrines délicates, on peut y ajouter parties égales d'eau.

La grande quantité d'acide carbonique que ces eaux contiennent, exige beaucoup de soin pour leur transport. Elles doivent être mises dans de grandes bouteilles bien bouchées et goudronnées. Nonobstant ces précautions, elles perdent encore une partie de leurs vertus.

EAU DE SYLVANÈS.

VILLAGE du département de l'Avey-
ron, à six lieues de Rhodez. On y trouve
deux sources.

Propriétés physiques. Claires, odeur
sulfureuse, saveur douceâtre, avec un
arrière goût ferrugineux. Température
32°. R.

Analyse chimique. La seule que nous
connaissons est due à M. Virenque, directeur de l'école de pharmacie de Montpellier. Chaque livre d'eau lui a donné :

Acide carbonique................... 5 grains.
Acide Hydro-sulfurique.......... quant. ind.
Sulfate de soude.................. 2 grains.
Hydrochlorate de soude ....⎱
——— de magnésie....... ⎰ à 2 grains.
Carbonate de fer..................⎱

17 *

Propriétés médicales. Ces eaux sont employées en bains, dans les affections nerveuses, certaines paralysies, les rhumatismes chroniques, les maladies de la peau, les rachitis, les ankiloses, etc.

En *boisson*, celles de la petite Source sont très-estimées pour le traitement des fleurs blanches, des suppressions menstruelles, des maladies de poitrine anciennes, de la toux convulsive, de l'asthme, etc.

Administration. A jeun, le matin, par verres à la dose de trois à six. On peut les couper avec le lait.

Ces eaux sont nuisibles dans les cas d'épuisement, ainsi qu'aux hémoptoïques et à ceux qui sont dans un état de phthysie pulmonaire commençante.

❂❂❂❂❂

Les eaux d'YEUSET, village situé à quatre lieues d'Alet, sont aussi très-employées en boisson, mais nous n'avons pu nous procurer aucun renseignement assez exact pour pouvoir les faire connaître. Au reste, ces eaux d'Availles, de Molitx, de Rennes, de Sylvanès, etc., feront partie bientôt de celles du dépôt de M. Guitel.

Pendant l'impression de cet ouvrage, M. de Lens, au nom de la commission des eaux minérales, a fait un rapport sur deux nouvelles sources découvertes à Saint-Métaire, village situé au pied du Mont d'Or; la première, dite la *Grande source*, est à 40 degrés c.; la 2e., dite la seconde source, est de 43 à 44 c. MM. Henry et Boullay, qui les ont analysées, ont trouvé par litre d'eau de la grande source :

Azote .... o o25
Acide carbonique .... o 947

Hydrochlorate de soude 4 530
Bicarbonate de soude. . . . . o 948
Bicarbonate de magnésie. . . . . . o 770
Sulfate de soude. . . . . o 010
Magnésie. . . . . o 015
Alumine . . . . o 107
Oxide de fer carbonaté . . . . o 005
Silice. . . . . o 107
Matière organique et perte. . . . . o 154

La même quantité d'eau de la deuxième source,

Azote mêlé d'un peu d'oxigène . o 018
Acide carbonique . . . . o 258
Hydrochlorate de soude. 3 580
Bicarbonate de soude. 2 698
———— de magnésie. . . . . . . o 995
Carbonate de fer . . . . o 110
Silice. o 135
Alumine. . . . . o 10
Des traces de magnésie.

Quel que soit le mérite de ces chimistes, nous ne pouvons concevoir comment

la magnésie, l'alumine et l'acide carbonique peuvent exister libres dans une
eau, sans s'unir à l'état salin.

RÉFLEXIONS

SUR L'EMPLOI DES EAUX MINÉRALES.

Dans les premiers âges de la médecine,
lorsqu'on cherchait à découvrir quelques
médicamens, on crut en avoir trouvé un
puissant dans l'eau. Aussi Hippocrate
s'attacha-t-il à déterminer celles qui
étaient les plus propres à la boisson (1),

(1) Le vieillard de Cos était si convaincu des
effets des eaux sur l'économie animale, qu'il n'a
pas craint d'avancer que leur boisson est capable
de modifier et même différencier les hommes entre
eux. Voyez, à ce sujet, les conseils qu'il donne aux
jeunes médecins, dans son traité de *aëre, aquis*
et *locis*.

et celles qui devaient être appliquées à l'homme malade (1).

Dès-lors on connut et l'on adopta l'emploi des eaux minérales. Pline, en les classant d'après les principes que leurs propriétés physiques semblaient lui annoncer, contribua beaucoup à les propager chez les Romains. L'on sait avec quelle magnificence ils élevèrent des édifices auprès des sources où ils allaient puiser la santé. Lors du démembrement de l'empire d'Occident, et de ces temps où l'ignorance et le vandalisme régnaient sur presque toute l'Europe, les sources d'eaux minérales furent abandonnées ; on semblait même prendre plaisir à détruire les travaux des Romains, parce qu'ils leur rappelaient qu'ils avaient été leurs maîtres et leurs vainqueurs. Mais lorsque vers la fin du 16e. siècle, le flam-

____

(1) De sanorum victûs ratione.

beau d'une saine philosophie commença à éclairer l'étude des sciences, et que les travaux des *Descartes* et des *Galilée* eurent imprimé une nouvelle marche à l'esprit humain, on vit briller l'aurore de la philosophie naturelle. Bientôt un nouvel ordre de choses, un nouveau monde, plus précieux mille fois que celui dont on doit la découverte à Cristophe Colomb, s'offrit aux amis des sciences : les Bayle, les Newton, les Majow, les Hooke, les Stahl, les Hales, les Boerhaave, etc., y voyagèrent de découverte en découverte, et, comme l'a dit fort éloquemment Fourcroy (1), loin de détruire des hommes, de dépeupler de vastes empires, d'allumer au cœur des rois, des conquérans, et des aventuriers, la soif de l'or, des richesses et du luxe, comme l'avait fait la découverte de l'Amérique, ce monde

____

(1) Système des connaissances chimiques.

expérimental amena de douces conquê-
tes, multiplia les jouissances des nations,
et fit avancer à grands pas toutes les
branches de la philosophie naturelle.
C'est alors aussi que l'étude des propriétés chimiques et médicales des eaux minérales eut lieu. Nous devons convenir
que les recherches chimiques furent d'un
bien faible secours jusqu'au commence-
ment du 18e. siècle ; néanmoins les eaux
minérales furent très-employées, et du-
rent leur célébrité aux cures qu'elles
produisaient. Leurs vertus, cependant,
ne purent être bien établies que lorsqu'on eut une série d'observations propres à les établir : ce fut, comme lors
de l'enfance de la médecine, lorsqu'on
appliquait empyriquement les premiers
médicamens connus. Il n'est pas donné
à tout le monde d'être de profonds ob-
servateurs, et il est bien difficile de se
garantir d'un certain enthousiasme.

Aussi qu'est-il arrivé? C'est que plusieurs médecins ont écrit de volumineu-
ses compilations, tant historiques que
médicales, au moyen desquelles ils ont
voulu non-seulement établir la supério-
rité des vertus médicinales de leurs eaux,
mais encore les présenter comme des
spécifiques, dans le plus grand nombre
d'affections morbifiques.

Lorsqu'on ouvre ces divers ouvrages
et qu'on les parcourt attentivement, on
est surpris de trouver constamment et la
même marche et les mêmes observations
médicales ; tous retracent une infinité
de cures miraculeuses, produites dans
les mêmes maladies par des eaux dont
les principes minéralisateurs sont d'une
nature différente, et les vertus médicales entièrement opposées. Si leurs observations sont exactes, ce qui n'est pas
toujours vrai, elles semblent tendre plutôt à prouver que les vertus médicamen-

18

teuses de la plupart de ces eaux ne sauraient être attribuées aux principes minéralisateurs démontrés par l'analyse.

Les eaux minérales possèdent de très-
grandes vertus, mais le véritable observateur, en les appréciant à leur juste
valeur, doit se dépouiller de toute exa-
gérations, et se rappeler cet ancien
adage : *rien de trop.* Ainsi, lorsqu'on dira
que les eaux ferrugineuses et acidules
sont toniques, apéritives et astringentes ;
les eaux alcalines, fondantes ; les sulfureuses, anti-herpétiques ; les salines,
purgatives ; etc., on ne fera que confir-
mer ce que l'expérience et l'observation
ont déjà démontré.

En considérant donc les eaux minérales comme un des puissans secours que
la nature offre à la thérapeutique, nous
conseillerons d'en faire un emploi sage
et raisonné ; c'est le plus souvent au médecin à le régler dans les maladies sé-

rieuses. Quant à ceux qui les prennent
sans guide, ils doivent faire attention à
ne pas les boire en trop grande quantité,
afin de ne pas fatiguer l'estomac, ni pro-
voquer des indigestions qui pourraient
devenir dangereuses. Il est bon, pendant
qu'on en fait usage, d'éviter l'air frais et
humide, de se bien couvrir le matin,
d'éviter les veilles et les plaisirs de Vé-
nus, de ne pas trop se livrer à des travaux
pénibles, de s'éloigner de tout ce qui
peut affecter le moral, de respirer un air
pur, de faire tous les jours une promenade d'une heure, à la campagne, s'il est
possible. Bien des gens commencent par
se purger avant leur emploi; nous pen-
sons que cela n'est utile que lorsqu'il y a
embarras dans les premières voies. Il
n'est pas indifférent de parler de la quantité et de la qualité des alimens qu'on
doit prendre. Les bons potages au riz, au
lait ou au bouillon, les pommes de terre,

les végétaux potagers, le mouton, le veau, la volaille, les œufs frais, le poisson, les fruits bien mûrs, méritent la préférence. Le régime végétal paraît généralement plus préférable. Cependant une nourriture animale convient mieux à ceux qui joignent, à une constitution délicate, une poitrine faible et un certain état d'épuisement.

L'on doit observer de ne pas prendre une trop grande quantité d'alimens, parce qu'alors l'économie animale se trouvant dérangée, la digestion s'opère mal et les eaux minérales sont plutôt nuisibles que salutaires. Nous recommandons surtout, si l'on veut en obtenir des effets réels, d'en continuer pendant quelque temps l'emploi. Tels sont les conseils que nous avons cru devoir donner à ceux qui prennent ces eaux minérales. Dans le courant de cet ouvrage nous avons dit qu'il y en avait certaines de ces eaux, telles que les sulfureuses, qu'on pouvait couper avec le lait, et d'autres qui ne devaient pas être prises avec cette liqueur animale, mais avec le vin.

Ces eaux sont les alcalines, les salines et les acidules. Nous croyons qu'il n'est pas indifférent de faire, sur ce point, quelques observations. Nous dirons donc que toutes sortes de vins ne conviennent pas pour cette union : on doit en éloigner ceux qui étant trop spiritueux, comme le vin du Roussillon, pourraient porter à la tête et irriter la fibre nerveuse. En général les vins-blancs chargés d'acide carbonique, tels que ceux de Champagne, de Limoux, de Condrieux, etc., doivent être préférés pour les eaux acidules ferrugineuses, surtout quand on les prend loin de la source, parce qu'on leur rend ainsi le gaz acide carbonique qu'elles ont perdu, et l'on redissout les carbonates terreux et de fer dont le dégagement de

18 *

cet acide avait opéré la précipitation.
Quant aux eaux alcalines, il est évident
que les vins mousseux ne leur conviennent
nullement, parce qu'ils tendent à saturer
l'alcali de l'eau et à le convertir en sel;
pour celles-ci, les vins de Bordeaux et
ceux de Bourgogne, vieux, sont plus con-
venables; enfin pour les eaux salines, on
doit donner la préférence aux vins qui
tiennent un juste milieu entre les deux
qualités que nous venons de citer. Le
Saint-George, le vin de l'Hermitage, ceux
de Narbonne, de Saint-Perés, etc., méritent la préférence. Dans aucun cas, on
ne doit point employer les vins muscats,
ni les vins liquoreux.

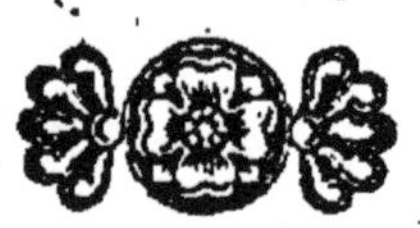

DES MOYENS

PROPRES A LA CONSERVATION DES EAUX MINÉRALES.

Il est généralement reconnu que pour qu'un médicament soit susceptible d'opérer de bons effets, il faut qu'il ne soit ni altéré, ni sophistiqué. Cette observation s'applique également aux eaux minérales, à la confection et à la conservation desquelles on ne veille pas assez. MM. les propriétaires des sources, s'ils veulent conserver la réputation de leurs eaux, doivent s'attacher à n'employer que des bouteilles neuves ou des cruches du grès le plus compacte; ils doivent puiser les eaux à la source et non dans les bassins, et veiller surtout à ce qu'on n'emploie que de bons bouchons neufs, et qui aient trempé pendant une heure dans la même eau. Sinon, lorsque les bouteilles sont mal bouchées, les gaz acides s'évaporant, les carbonates terreux ou ferrugineux se précipitent, et souvent les bouteilles ou les cruches sont presqu'à moitié vides. Il arrive aussi que lorsque les bouteilles ne sont pas bien propres, ou qu'il existe quelque corps étranger dans les eaux, elles se putréfient plus ou moins vite, et possèdent alors des vertus très-nuisibles; voilà pourquoi les malades doivent s'attacher principalement à rechercher les eaux minérales les plus récentes. Nous ne saurions trop recommander à MM. les inspecteurs des eaux minérales, dans leur intérêt même, de veiller soigneusement à ce que ces abus n'existent pas, et surtout à exiger que les cruches et bouteilles aient d'excellens bouchons; ils atteindraient aisément ce dernier but en ne se servant que de ceux préparés par la méthode de M. Appert, que M. Payen a exposée dans le journal de chimie médicale, janvier 1825.

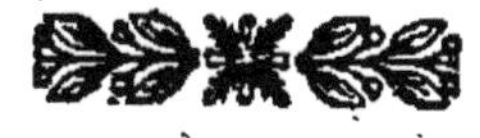

EAUX MINÉRALES

FRANÇAISES ET ÉTRANGÈRES,

Qui se trouvent aux Dépôts de F. GUITEL,
rue J. J. Rousseau, n°s. 5 et 12.

	fr.	c.
Eau de Balaruc, la bouteille de 4 pintes .	10	
—— deux pintes.	5	
—— la bouteille de pinte. . .	2	50
— de Barèges, la bouteille.	3	
— —— la demi-bouteille. . . .	2	
— de Bonnes, la bouteille	3	
— —— la demi-bouteille	2	
— de Bussang, la bouteille	1	50
— de Bourbonne-les-Bains, la bouteille.	1	50
— de Cauteretz, la bouteille	3	
— —— la demi-bouteille . . .	2	
— de Contrexevilles, la bouteille. . . .	1	50
— de Chateldon, la bouteille	1	50
— d'Enghien, la bouteille	1	

Eau de Fachingen, la bouteille   1   80

— de Geilnau, la bouteille   2

— de Forges, la bouteille . . . .   1 .

— du Mont-d'Or, la bouteille   2   50

—   ——   le carafon   1

— de Passy, les deux pintes   1   20

— de Plombières, Crucifix, ferrugineuse,
      savonneuse, la bouteille, à . . .   2   50

— de Pougues   2

— Schwalbach   2

— de Sedlitz en Bohême, la bouteille de
      trois chopines   5   50

— de Seedschitz, en Bohême, la bouteille
      de trois chopines.   5   75

— de Seltz ou Selters, la bouteille. . .   1   80

—   ——   le demi-cruchon .   1

— de Spa, la bouteille.   2

— de Vichy, grande grille, l'hôpital,
      des Célestins, la bouteille   1   25

— de Vals, la bouteille de quatre pintes.   10

—   ——   la bouteille de deux pintes .   5

Ce dépôt va être augmenté des eaux
minérales de Néris, de Sylvanès, d'Yeuset, de Rennes, d'Availles et de mer, etc.

Sur notre invitation, M. GUITEL tiendra désormais la collection de tous les ouvrages qui ont paru ou paraîtront sur les eaux minérales. Il engage ceux des médecins qui en publieront à l'avenir, de les lui adresser. Il procurera aussi, à des prix modérés, à ceux qui feront usage des eaux minérales en boisson et qui voudront les couper avec le vin, les diverses qualités que nous avons indiquées, exemptes de toute altération et de tout mélange.

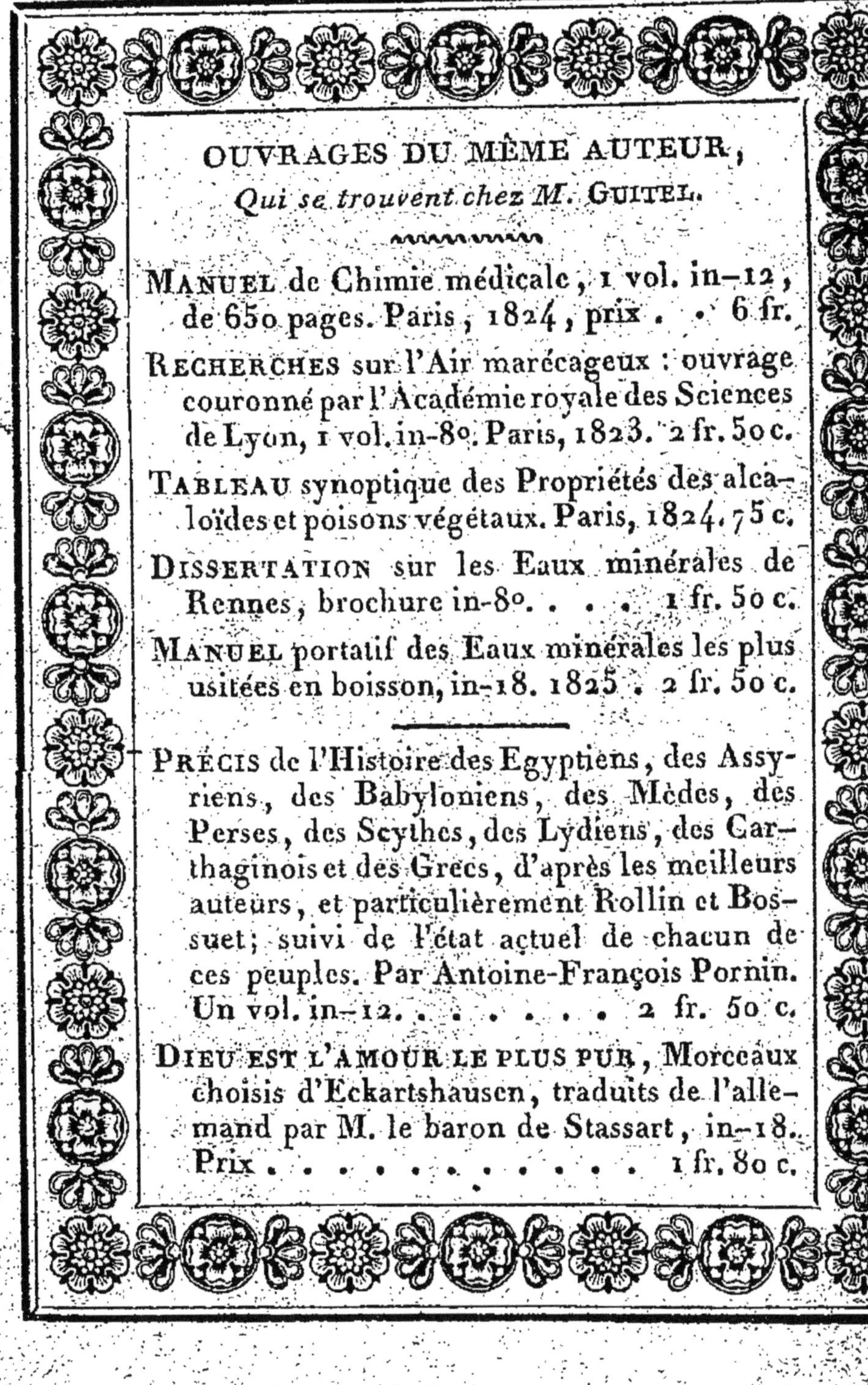

OUVRAGES DU MÊME AUTEUR,

Qui se trouvent chez M. GUITEL.

MANUEL de Chimie médicale, 1 vol. in–12, de 650 pages. Paris, 1824, prix . . 6 fr.

RECHERCHES sur l'Air marécageux : ouvrage couronné par l'Académie royale des Sciences de Lyon, 1 vol. in-8º. Paris, 1823. 2 fr. 50 c.

TABLEAU synoptique des Propriétés des alcaloïdes et poisons végétaux. Paris, 1824. 75 c.

DISSERTATION sur les Eaux minérales de Rennes, brochure in-8º. . . . . 1 fr. 50 c.

MANUEL portatif des Eaux minérales les plus usitées en boisson, in-18. 1825 . 2 fr. 50 c.

PRÉCIS de l'Histoire des Egyptiens, des Assyriens, des Babyloniens, des Mèdes, des Perses, des Scythes, des Lydiens, des Carthaginois et des Grecs, d'après les meilleurs auteurs, et particulièrement Rollin et Bossuet ; suivi de l'état actuel de chacun de ces peuples. Par Antoine-François Pornin. Un vol. in–12. . . . . 2 fr. 50 c.

DIEU EST L'AMOUR LE PLUS PUR, Morceaux choisis d'Eckartshausen, traduits de l'allemand par M. le baron de Stassart, in–18. Prix . . . . 1 fr. 80 c.

www.ingramcontent.com/pod-product-compliance
Ingram Content Group UK Ltd.
Pitfield, Milton Keynes, MK11 3LW, UK
UKHW021924070726
13614UKWH00001B/225